Jeffrey E. Young

Kognitive Therapie für Persönlichkeitsstörungen

Ein schemafokussierter Ansatz

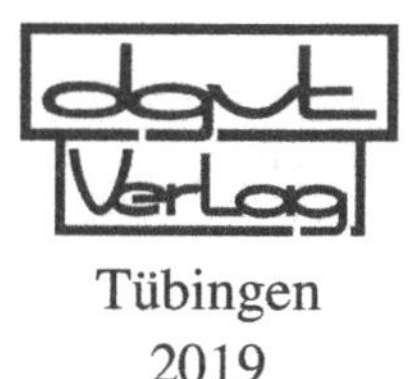

Tübingen
2019

Aus dem Amerikanischen übersetzt von Marina Poppinger, Basel

Die Originalausgabe erschien unter dem Titel
Cognitive therapy for personality disorders: a schema-focused approach
bei Professional Resource Press, Sarasota/Florida

Bibliografische Information der Deutschen Nationalbibliothek
Die Deutsche Nationalbibliothek verzeichnet diese Publikation in der Deutschen Nationalbibliografie; detaillierte bibliografische Daten sind im Internet über http://dnb.d-nb.de abrufbar.

2., durchgesehene Auflage 2019

Im Sudhaus
Hechinger Straße 203
72072 Tübingen

E-Mail: dgvt-Verlag@dgvt.de
Internet: www.dgvt-Verlag.de

Umschlaggestaltung: Vogelsang Design, Jens Vogelsang, Aachen
Layout: VMR, Monika Rohde, Leipzig
Druck: BuchBücher.de GmbH, Birkach

ISBN 978-3-87159-834-0

Inhalt

Teil I Schemafokussierte Therapie: Grundlagen und Theorie

Grundlagen ... 11

Einführung ... 11

Annahmen der kognitiven Kurzzeittherapie ... 11

Persönlichkeitsstörungen und kognitive Therapie ... 15

Rigidität ... 15

Vermeidung ... 16

Zwischenmenschliche Schwierigkeiten ... 17

Schematheorie ... 19

Frühe maladaptive Schemata ... 20

Schemadomänen die Ursprünge von Schemata ... 30

Biologie und Temperament ... 31

Abgetrenntheit und Ablehnung ... 31

Beeinträchtigung von Autonomie und Leistung ... 32

Beeinträchtigung im Umgang mit Grenzen ... 33

Fremdorientierung ... 33

Übertriebene Wachsamkeit und Hemmung ... 34

Schemaprozesse ... 35

Schemaaufrechterhaltung ... 35

Schemavermeidung ... 36

Schemakompensation ... 38

Teil II Schemafokussierte Therapie: Fallkonzeptualisierung undPatientenbeurteilung

Überblick ... 43

Patientenbeurteilung und Fallkonzeptualisierung ... 45

Erstgespräch ... 45

Fragebogen ... 45

Patienten über Schemata aufklären ... 47

Schemaaktiverung ... 49
Imaginationen ... 49
Aktuelle Ereignisse ... 50
Alte Erinnerungen ... 50
Therapeutische Beziehung ... 51
Bücher und Filme ... 52
Gruppentherapie ... 52
Träume ... 53
Hausaufgaben ... 53

Schemavermeidung konfrontieren ... 54

Schemagetriebenes Verhalten identifizieren ... 55

Den Patienten in Schemabegriffen konzeptualisieren ... 58

Teil III Schemafokussierte Therapie: Veränderungsstrategien

Überblick ... 65

Kognitive Techniken ... 67

Sammeln von Beweisen, die das Schema stützen ... 67

Kritische Überprüfung der Beweise für das Schema ... 68

Prüfen von Beweisen, die dem Schema widersprechen ... 70

Aufzeigen, wie der Patient Gegenbeweise missachtet ... 71

Memo-Karten erarbeiten, die dem Schema widersprechen ... 73

Das Schema anfechten, wann immer es innerhalb oder außerhalb der Therapiesitzung aktiviert wird ... 74

Erlebnisaktivierende Techniken ... 75

Interpersonelle Techniken ... 77

Verhaltensbezogene Techniken ... 79

Fazit ... 83

Jeffrey E. Young

Kognitive Therapie für Persönlichkeitsstörungen

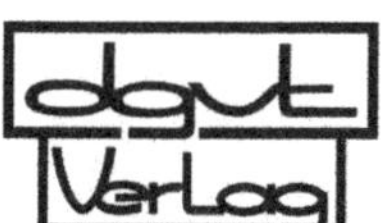

Anhang A
Young Schema Questionnaire (YSQ) Langfassung, zweite Ausgabe 85
Auswertung des Young Schema Questionnaire (YSQ) 100

Anhang B
Klientenleitfaden zur schemafokussierten Therapie................................ 101

Literatur 117

Teil I

Schemafokussierte Therapie: Grundlagen und Theorie

Grundlagen[1]

Einführung

Eine der Herausforderungen der modernen kognitiven Therapie ist die Entwicklung von wirksamen Behandlungsmethoden für die Arbeit mit Patienten mit persönlichkeitsbedingten Störungen oder anderen chronischen Problemen.

Im ersten Teil werden sieben Eigenschaften dargestellt, die Patienten aufweisen müssen, um von der kognitiven Kurzzeittherapie profitieren zu können. Der Begriff *kognitive Kurzzeittherapie* bezieht sich auf den 16 bis 20 Sitzungen umfassenden kognitiven Therapieansatz, der von Beck und seinen Mitarbeitern (1979) zur Behandlung von Depressionen entwickelt wurde. Danach wird an einigen Praxisbeispielen aufgezeigt, dass Patienten mit persönlichkeitsbedingten Störungen und anderen chronischen Problemen aber diverse grundlegende Annahmen der kognitiven Kurzzeittherapie nicht erfüllen.

Deshalb wird im nächsten Abschnitt diskutiert, inwiefern die kognitive Kurzzeittherapie angepasst und erweitert werden muss, um bessere Interventionsmöglichkeiten zu erhalten für die Probleme, die wir bei Patienten mit Persönlichkeitsstörungen beobachten können, und es wird ein kurzer Überblick über die klinischen Schemata gegeben. Die weiteren Kapitel beschreiben die Anpassung der kognitiven Kurzzeittherapiemethoden zur Überwindung der Hürden, die sich bei den persönlichkeitsbedingten Störungen ergeben. Der sich daraus ergebende neue Ansatz ist die *Schemafokussierte Therapie*.

Annahmen der kognitiven Kurzzeittherapie

Der kognitiven Kurzzeittherapie liegen sieben Annahmen über Patienten zugrunde:

1. *Patienten erhalten nach kurzem Training Zugang zu ihren Emotionen.* Wir gehen in der kognitiven Kurzzeittherapie davon aus, dass wir unseren Pa-

---

1 Namen und mögliche Erkennungszeichen von Personen in den Fallbeispielen wurden verändert, um die Privatsphäre zu schützen.

tienten durch relativ wenig Übung beibringen können, sich mitzuteilen, wenn sie sich emotional ängstlich, traurig, wütend, schuldig etc. fühlen. Doch eine Vielzahl von Patienten mit langfristigen Störungen scheint diese Fähigkeit, über Gefühle zu berichten zu können, nicht zu besitzen. Zahlreiche Patienten sind blockiert und haben keinen Zugang zu dem, was sie fühlen; für diese Patienten müssen wir deshalb den Ansatz der kognitiven Kurzzeittherapie modifizieren.

2. Die zweite Annahme der kognitiven Kurzzeittherapie ist, dass *ein Patient auch mit wenig Übung Zugang zu Gedanken und inneren Bildern erhält.* Viele Patienten mit Persönlichkeitsstörungen können uns ihre automatischen Gedanken nicht mitteilen oder geben an, über keine inneren Bilder zu verfügen. Auch für diese Patienten müssen wir neue Strategien entwickeln, welche in der kognitiven Kurzzeittherapie bisher nicht zur Verfügung stehen.
3. Die kognitive Kurzzeittherapie nimmt an, dass *ein Patient klar identifizierbare Probleme hat, auf die fokussiert werden kann.* Manche schwierigen Patienten haben aber diffuse oder nur schwer definierbare Probleme. Sie fühlen sich z.B. generell unwohl, ohne spezifische Auslöser nennen zu können. Wir müssen die kognitive Kurzzeittherapie deshalb für die Arbeit mit Patienten anpassen, bei denen keine klare Zielproblematik besteht.
4. Die kognitive Kurzzeittherapie geht davon aus, dass *ein Patient motiviert ist, Hausaufgaben zu machen und Strategien zur Selbstkontrolle zu erlernen.* Bei der Arbeit mit langfristigen Patienten zeigt sich jedoch häufig, dass diese nicht bereit oder nicht fähig sind, Hausaufgaben durchzuführen – oder sie zeigen immensen Widerstand beim Erlernen von Kontrollstrategien. Solche Patienten scheinen viel motivierter zu sein, sich beim Therapeuten anzulehnen und Unterstützung zu bekommen als Strategien zur Selbsthilfe zu lernen.
5. Die kognitive Kurzzeittherapie nimmt an, dass *es einem Patienten innerhalb einiger weniger Sitzungen gelingt, eine kollaborative Beziehung mit dem Therapeuten einzugehen.* Bei vielen Patienten ist es jedoch fast unmöglich, sie für eine kollaborative Beziehung zu gewinnen. Die Beziehung zwischen Therapeut und Patient kann derart problematisch sein, dass sich manche Patienten darin verstricken, ihre Bedürfnisse vom Therapeuten erfüllt zu bekommen, oder die Patienten sind dermaßen distanziert und feindselig, dass es ihnen nicht möglich ist zu kollaborieren.
6. Die sechste Annahme beinhaltet, dass *Schwierigkeiten in der therapeutischen Beziehung keinen Behandlungsschwerpunkt darstellen.* Wenn wir

bei Patienten mit Persönlichkeitsstörungen jedoch davon ausgehen, dass Probleme in der therapeutischen Beziehung lediglich Hürden darstellen, die es zu überwinden gilt, um mit der kognitiven Kurzzeittherapie fortfahren zu können, dann übersehen wir oft den tatsächlichen Kern des Problems. Bei vielen Patienten mit Persönlichkeitsstörungen ist das Kernproblem ein interpersonelles – und die therapeutische Beziehung ist eine der besten Schaubühnen zur Beobachtung dieser Probleme. Die Fokussierung auf die therapeutische Beziehung als zentrales Behandlungselement ist bei diesen Patienten überaus wichtig. Leider vermittelt die kognitive Kurzzeittherapie sehr wenig über die subtile Arbeit mittels der therapeutischen Beziehung.

7. Die siebte Annahme der kognitiven Kurzzeittherapie ist, dass *sämtliche Kognitionen und Verhaltensmuster durch empirische Analyse, logischen Diskurs, Ausprobieren, schrittweises Vorgehen und durch Übung verändert werden können*. Bei vielen chronischen Patienten sind deren Kognitionen und selbstschädigende Verhaltensmuster gegenüber Veränderung durch rein kognitiv-verhaltenstherapeutische Kurzzeit-Techniken extrem resistent. Solche Patienten geben möglicherweise wiederholt an, dass sie auf intellektueller Ebene verstehen, was der Therapeut vermitteln will, dass auf emotionaler Ebene jedoch die Gefühle, Verhaltensweisen und Überzeugungen unverändert blieben. Auch nach Monaten des mühevollen Bearbeitens solcher Überzeugungen und Verhaltensmuster kommt es oft zu keiner Veränderung oder Besserung. Solche Patienten stehen der Modifikation ihrer Grundüberzeugungen und Verhaltensmuster oft hoffnungslos gegenüber und beharren darauf, dass diese Kognitionen und Verhaltensweisen ein zu fester Teil ihres Selbst seien, als dass sie sich einfach verändern ließen.

Die im Folgenden beschriebenen fünf Patienten zeigen auf, wie diese Annahmen widerlegt werden können. Sally war eine 20-jährige Studentin, welche die ersten zehn Sitzungen in einer Ecke und vom Therapeuten abgewandt saß. Sie gab nur knappe Ja- oder Nein-Antworten. Wenn der Therapeut sie fragte, woran sie arbeiten wolle oder was sie fühle, sagte sie, sie wisse es nicht. Sally gab der kognitiven Kurzzeittherapie eine ganze Reihe von Problemen auf. Erstens war es aufgrund ihres In-der-Ecke-Sitzens sehr schwer mit ihr zu arbeiten. Zweitens machte ihre Unfähigkeit, ein Problem zu nennen oder ihre Gefühle zu beschreiben, es schwer, auf ein Problem zu fokussieren oder Gefühle und die damit assoziierten automatischen Gedanken zu aktivieren.

Sam war ein 45-jähriger Anwalt, der behauptete, nichts zu spüren und einen leeren Kopf zu haben. Er gab an, die ganze Zeit wie betäubt zu sein. Er habe zwar einige Angstsymptome, doch könne er keine Gedanken vor oder während dieser Phasen von Angst und Betäubung nennen. Er schien sehr kontrolliert und hoch intelligent. Bei diesem Patienten stießen wir also auf ein weiteres Problem in der Durchführung der kognitiven Kurzzeittherapie. Der Patient nannte keine automatischen Gedanken in Zusammenhang mit seinen Angstsymptomen und zudem schien es keine spezifischen Triggerereignisse zu geben, die seine Symptome auslösten.

Karl war ein 40-jähriger Schriftsteller, der soziale Kontakte meist mied, weil er Angst hatte, er könne auf andere lächerlich wirken. Er machte keine Hausaufgaben für die Herstellung sozialer Kontakte – egal wie minimal dieser Kontakt auch sein sollte. Karl wurde zum Problemfall, weil er nicht fähig oder bereit war, Hausaufgaben zu erledigen. Das Kernproblem war seine Vermeidung von sozialem Kontakt. Obwohl er seine Gedanken und Gefühle berichten konnte, führte die kognitive Kurzzeittherapie in seinem Fall wiederholt in eine Sackgasse, weil er einfach nicht gewillt war, auch nur kleine Schritte in Richtung soziale Kontakte zu gehen.

Katja war eine 21-jährige Studentin, die noch zu Hause wohnte und sich chronisch depressiv fühlte. Sie machte keine kognitiv-therapeutischen Hausaufgaben, weil sie sich wünschte, dass ihr Therapeut ihr helfe, indem er so oft wie möglich erreichbar sein sollte – Tag und Nacht. Wann immer der Therapeut Hausaufgaben vorschlug, lehnte Katja sie ab. Sie interpretierte diese Aufgaben als Beweis dafür, dass der Therapeut nicht gewillt war, für sie da zu sein, wenn sie ihn brauchte.

Mark war ein 43-jähriger Mann, der frustriert zur Therapie erschien, weil er keine passende Frau zum Heiraten fand. Nach genauerer Exploration zeigte sich, dass Marks Beziehungsmuster ihn flüchten ließ, wenn eine Frau stärkere Zuneigung und Liebe für ihn empfand. Doch an Frauen, die ihm entweder ambivalent oder ablehnend gegenüber standen, hielt er bis zum Schluss fest. Wenn er dagegen Frauen näher kam, die ihn liebten, wertete er sie ab, indem er infrage stellte, wie eine attraktive Frau überhaupt auf die Idee kommen könne, ihm nahe sein zu wollen. Sein Gefühl, nicht liebenswert zu sein, erwies sich als komplett resistent gegenüber jeglichen Bestrebungen der empirischen Widerlegung seitens seines Therapeuten. Die Rigidität seiner Kognitionen und Verhaltensweisen machten die kognitive Kurzzeittherapie frustrierend und erfolglos. Mark konnte seine Überzeugungen nicht anders als mit der Aussage, er fühle sich „einfach unzulänglich“, ausdrücken. Seine Kognitionen, Gefühle und Verhaltensweisen blieben dysfunktional.

Jede diese fünf Fallvignetten verdeutlicht auf mindestens eine Art, dass die kognitive Kurzzeittherapie für bestimmte Patienten nicht passt. Der nächste Abschnitt versucht zu erklären, warum solche Patienten so oft mit Persönlichkeitsstörungen diagnostiziert werden und warum chronische, schwierige Patienten auf die kognitive Kurzzeittherapie häufig nicht ansprechen.

Persönlichkeitsstörungen und kognitive Therapie

Rigidität. Die kognitive Kurzzeittherapie geht von einer gewissen Flexibilität seitens der Patienten aus – eine Annahme, welche für die meisten Persönlichkeitsstörungen jedoch nicht gilt. Ein kognitiver Therapeut verwendet typischerweise eine Vielzahl von Strategien, um einem Patienten erkennen zu helfen, wie ungenau oder maladaptiv sein Denken ist. Der Therapeut nimmt an, dass Kognitionen und Verhaltensmuster durch ausreichend Übung und Wiederholung flexibel genug sind, um durch kollaborativen Empirismus verändert werden zu können.

Laut DSM-IV (American Psychiatric Association, 1994) jedoch – und in Einklang mit unserer klinischen Erfahrung – ist eines der Kennzeichen von Persönlichkeitsstörungen das Vorhandensein von tiefgreifenden, unflexiblen und überdauernden Mustern (DSM-IV, S. 629). Millon (1981) untermauert diesen Aspekt durch die Definition von *adaptiver Inflexibilität* und *Teufelskreisen* als zwei der Hauptkriterien der Persönlichkeitspathologie: „die alternativen Strategien, die eine Person einsetzt, um eine Beziehung zu anderen herzustellen, um Ziele zu erreichen und im Umgang mit Stress, sind nicht nur gering in ihrer Anzahl, sondern scheinen auch in ihrer Ausführung rigide“ (S. 9).

Er führt diesen Prozess, bei dem Patienten mit Persönlichkeitsstörungen selbstschädigende Teufelskreise aufbauen, weiter aus:

> Strategien wie protektive Einengung, kognitive Verzerrungen und Verhaltensgeneralisierung sind Prozesse, aufgrund derer Gelegenheiten, Neues zu lernen, verpasst, eigentlich positive Ereignisse fehlinterpretiert und Reaktionen anderer Personen provoziert werden, welche frühere Probleme reaktivieren. (Millon, 1981, S. 9)

Millon fährt fort, Persönlichkeitsstörungen sogenannten „Symptomstörungen“ gegenüberzustellen, wie etwa Depressionen:

> Persönlichkeitsmuster sind tiefgreifend und tief verwurzelt und neigen dazu, über lange Zeit und im Wesentlichen unverändert, fortzubestehen ... Symptomstörungen bestehen aus gut umschriebenen klinischen Merkmalen, welche weniger schwer zu verändern sind als die tiefsitzenden Persönlichkeitseigenschaften, aus denen sie hervorgehen. (Millon, 1981, S. 10)

Zum Schluss weist Millon darauf hin, dass sich Persönlichkeitseigenschaften „richtig anfühlen“ für die Person, die sie aufweist („ich-synton“).

Vermeidung. Die kognitive Kurzzeittherapie geht davon aus, dass Patienten relativ freien Zugang haben zu ihren Gedanken und Gefühlen. Bei vielen Persönlichkeitsstörungen jedoch werden Gedanken und Gefühle oft vermieden oder verdrängt, weil sie schmerzhaft sind. Diese „kognitive Vermeidung“ oder „Gefühlsvermeidung“ lässt sich erklären als Folge aversiver Konditionierung: Ängste und Depressionen sind konditioniert auf Erinnerungen und Assoziationen, was zu Vermeidung führt. Dies wird dann zu einer chronischen Bewältigungsstrategie, welche die kognitive Kurzzeittherapie behindern kann.

Die traditionelle psychoanalytische Sicht ist, dass Abwehrstrategien wie Repression (sprich: Vermeidung) für Persönlichkeitsstörungen überaus effektiv sind:

> Die Abwehrstrategien von Patienten mit Persönlichkeitsstörungen sind essentielle Anteile ihrer Lebensgeschichte und persönlicher Identität. So maladaptiv ihre Abwehrstrategien auch sein mögen, sie stellen homöostatische Lösungen für innere Probleme dar ... Diese Abwehrstrategien zu durchbrechen löst enorme Angst und Depression aus. (Kaplan & Sadock, 1985, S. 965)

Millon (1981) erklärt, dass „Repression verhindert, dass ein Individuum emotionale Verzerrungen wieder ‚verlernt‘ oder dass neue, potentiell konstruktivere Formen der Bewältigung gelernt werden“. (S. 101)

Auch wenn kognitive Therapeuten die psychoanalytische Theorie weitgehend ablehnen, so ist nicht zu leugnen, dass viele schwierige, chronische Patienten es scheinbar aktiv vermeiden, ihre tiefsten Kognitionen und Emotionen zu betrachten. Unabhängig davon, wie dieses Phänomen zu erklären ist, müssen Therapeuten trotzdem therapeutische Strategien entwickeln, um mit dieser Vermeidung umzugehen. Andernfalls werden sie durch Persönlichkeitsstörungen immer wieder außer Gefecht gesetzt.

Zwischenmenschliche Schwierigkeiten. Das dritte Kennzeichen von Patienten mit Persönlichkeitsstörungen sind ihre dysfunktionalen interpersonellen Beziehungen. Tatsächlich betonen die meisten der DSM-IV-Definitionen von Persönlichkeitsstörungen diese zwischenmenschlichen Schwierigkeiten, einschließlich der histrionischen, schizoiden, abhängigen, paranoiden und Borderline-Störungen.

Zusammenfassend ist zu sagen, dass drei Charakteristika von Persönlichkeitsstörungen – Rigidität, Vermeidung und überdauernde interpersonelle Schwierigkeiten – zu beträchtlichen Schwierigkeiten in der Anwendung der kognitiven Kurzzeittherapie führen, wie dies auch anhand der vorangegangenen Fallbeispiele dargestellt werden konnte. Der nächste Abschnitt beschreibt eine erweiterte klinische Theorie, welche diese drei Faktoren berücksichtigt.

Schematheorie

Um eine vollständigere Konzeptualisierung und Behandlung von Patienten mit Persönlichkeitsstörungen zu ermöglichen, werden die folgenden fünf theoretischen Konstrukte von Beck und Kollegen (1979) zur Erweiterung des Modells der kognitiven Kurzzeittherapie vorgeschlagen:

1. Frühe maladaptive Schemata
2. Schemadomänen
3. Schemaaufrechterhaltung
4. Schemavermeidung
5. Schemakompensation

Diese Erweiterung der Begriffe (worauf später ausführlicher eingegangen wird) ist nicht gedacht als eine allumfassende Theorie von Psychopathologie oder Persönlichkeit, sondern vielmehr als eine „praktische klinische Heuristik" (Segal, 1988). Wir bieten eine schnörkellose, für Patienten verständliche Arbeitstheorie an, die es Patienten und Therapeuten ermöglicht, über tiefgreifende Phänomene zu kommunizieren, welche in die meisten kognitiven Kurzzeittherapien noch nicht integriert worden sind. Die vorgeschlagenen Konstrukte sind noch nicht empirisch überprüft, weshalb sie als spekulativ betrachtet werden müssen. Außerdem – obwohl wir mit unseren Patienten häufig über Schemata sprechen als würden diese strukturell existieren und als hätten sie ein Eigenleben und eine eigene Kraft – tun wir dies nur, um die Kommunikation zu erleichtern. Dabei ist uns wohl bewusst, dass dies eine undifferenzierte Erklärung eines hypothetischen Konstrukts ist.

In einigen seiner ersten Arbeiten weist Beck (1967) auf die Bedeutung von Schemata für Depressionen hin:

> Ein Schema ist eine [kognitive] Struktur zur Überprüfung, Kodierung und Evaluation von Stimuli, welche auf den Organismus einwirken … Das Individuum kann sich anhand der Matrix der Schemata bezüglich Raum und Zeit orientieren und kann Erfahrungen auf sinnvolle Weise kategorisieren und interpretieren. (S. 283)

Beck macht weitere Aussagen über Schemata: Er vermutet, dass sie der Grund für die sich wiederholenden Themen in freien Assoziationen, Bildern und Träumen sein könnten, und stellt fest, dass Schemata zu einem bestimmten Zeitpunkt inaktiv sein können, um dann „aufgeladen oder rasch entladen zu werden, infolge von Veränderungen der Inputs aus der Umwelt" (1967, S. 284).

Eine weitere wichtige Beobachtung Becks ist, dass Schemata unsere Interpretationen von Ereignissen auf gleichbleibende Art beeinflussen. Diese psychopathologischen Tendenzen „zeigen sich in den typischen Missverständnissen, verzerrten Einstellungen, ungültigen Annahmen und unrealistischen Zielen und Erwartungen" (1967, S. 284).

Segal (1988) liefert die folgende Definition von Schemata, welche er aus einem Konsens vieler Forscher ableitet: „organisierte Elemente aus vergangenen Reaktionen und Erfahrungen, welche einen relativ zusammenhängenden und beständigen Wissensfundus bilden, welcher nachfolgende Wahrnehmungen und Bewertungen leitet" (S. 147). Unser eigenes Konzept eines „Schemas" entspricht jenem von Beck, ist aber enger gefasst und spezifischer, wie später noch dargestellt wird.

Segal vergleicht des Weiteren einige unterschiedliche Schemamodelle. Diese Modelle beschreiben unterschiedliche Erklärungen in Bezug auf (a) die Beziehung zwischen Stimmungen und persönlichen Konstrukten und (b) die Vernetzung von persönlichen Konstrukten innerhalb eines Selbst-Systems.

Wir werden weder versuchen, eine konkurrierende Schematheorie zu liefern, noch werden wir an einen bereits bestehenden Denkansatz anknüpfen. Das Hauptziel der unten beschriebenen Schematheorie ist es, eine Orientierungsgrundlage für die noch zu erläuternden klinischen Interventionen zu geben. Es wird nur so viel Theorie als nötig herangezogen, um den Therapeuten anzuleiten, praktische Fallkonzeptualisierungen zu entwickeln, die den Patienten in einfachen Worten erklärt werden können und aus welchen sich wirksame Interventionsstrategien ableiten lassen.

Frühe maladaptive Schemata

Die kognitive Kurzzeittherapie fokussiert vor allem auf drei Ebenen von kognitiven Phänomenen: auf automatische Gedanken, kognitive Verzerrungen und zugrunde liegende Annahmen. Wir schlagen vor, den primären Schwerpunkt auf die tiefste Ebene der Kognitionen zu legen – auf die Frühen Maladaptiven Schemata (FMS).

Frühe Maladaptive Schemata sind extrem stabile und überdauernde Motive, die sich in der frühen Kindheit entwickeln, über die gesamte Lebenszeit hinweg elaboriert werden und maßgeblich dysfunktional sind. Diese Schemata fungieren als Schablonen zur Verarbeitung späterer Erfahrungen. Strukturell gesehen ist dieses Konzept eines Schemas Lakatos „metaphysischem harten Kern“ ähnlich:

> [Ein] tiefsitzender, relativ unanfechtbarer harter Kern ... letztlich Teil des impliziten Selbstwissens, welcher zunehmend elaboriert wurde im Verlauf der Entwicklung und welcher ... für Individuen eine Art implizites Gesamtbild der eigenen Person darstellt. (Zitiert in Guidano & Liotti, 1983, S. 66.)

Frühe Maladaptive Schemata weisen mehrere entscheidende Charakteristika auf:

1. Die meisten Frühen Maladaptiven Schemata sind unkonditionale Überzeugungen und Gefühle über die eigene Person in Bezug auf die Umgebung. Schemata sind *apriorische* Wahrheiten, welche implizit sind und als gegeben hingenommen werden. Guidano und Liotti erklären: „Die Unwiderlegbarkeit der tiefen Struktur ist daher eine echte ... Notwendigkeit. Für uns Individuen ist unser implizites Selbstwissen ein wesentlicher Bestandteil unseres Selbst; ohne wirkliche Alternativen.“ (1983, S. 67)
   Wir können die FMS den zugrunde liegenden Annahmen gegenüberstellen. Zugrunde liegende Annahmen stellen die Möglichkeit eines Erfolgs in Aussicht. „Wenn ich perfekt sein kann, wenn ich andere ständig zufrieden stellen kann, wenn ich geliebt werde, dann bin ich ein wertvoller Mensch.“ Schemata dahingegen sind in aller Regel unkonditional: „Egal wie sehr ich mich auch bemühe, bin ich inkompetent, nicht liebenswert, hässlich; ich werde im Stich gelassen werden; ich werde bestraft werden.“ Wenn ein Schema aktiviert ist, glauben Individuen, dass sie das unvermeidliche negative Ergebnis bestenfalls verzögern oder verstecken können – wie etwa Ablehnung oder Bestrafung.
2. Frühe Maladaptive Schemata sind selbsterhaltend und daher viel veränderungsresistenter. Weil Schemata früh im Leben entwickelt werden, bilden sie häufig den Kern eines individuellen Selbst- und Umweltkonzepts. Diese Schemata sind bequem und vertraut, und wenn sie infrage gestellt werden, wird das Individuum Informationen verzerren, um die Gültigkeit dieser Schemata aufrechtzuerhalten. Die Bedrohung durch Schemaveränderung würde zu viel Unruhe in die zentrale kognitive Organisation bringen. Daher betreibt das Individuum automatisch eine Reihe kognitiver Strategien (welche später beschrieben werden), um das Schema zu stabilisieren.

Millon (1981) bringt das gleiche Argument in seiner Diskussion über Persönlichkeitsstörungen vor:

> Sobald Individuen ein Erwartungssystem entwickelt haben, werden sie mit zunehmender Wachsamkeit auf ähnliche Elemente ihrer Lebenssituation reagieren … Die Bedeutung von Erwartungen, Sensibilitäten und Sprachgepflogenheiten liegt in der Tatsache begründet, dass sie zu Verzerrungen von objektiven Realitäten führen. (S. 102)

Guidano und Liotti (1983) betonen auf ähnliche Weise den Kreislauf von Schemata:

> Die Auswahl an Daten aus der äußeren Realität, welche übereinstimmen mit dem eigenen Selbstbild, bestätigt – auf automatische und zirkuläre Weise – die wahrgenommene persönliche Identität …
>
> Betrachten wir den Fall einer jungen Frau, die sich für „grundsätzlich nicht liebenswert" hält … Jedes Mal, wenn sie im Stich gelassen wird, werden die aus diesen Erfahrungen abgeleiteten Daten vor dem Hintergrund ihres Selbstbildes verarbeitet (sodass das Selbstbild wieder bestätigt und jedes Mal gefestigt wird). Dadurch wird ihre „Nichtliebenswertheit" Schritt für Schritt zu einer Gewissheit und „Erwiesenheit." (S. 88–89)

3. Frühe Maladaptive Schemata müssen, definitionsgemäß, auf irgendeine bedeutsame und wiederholende Art dysfunktional sein. Wir vermuten, dass sie direkt oder indirekt zu psychologischem Leid führen können wie Depression oder Panik; Einsamkeit oder destruktiven Beziehungen; ungenügender Arbeitsleistung; Abhängigkeiten wie Alkohol, Drogen oder Überessen oder zu psychosomatischen Erkrankungen wie Ulzera oder Insomnie.
4. Frühe Maladaptive Schemata werden normalerweise durch Ereignisse in der Umwelt aktiviert, die relevant sind für das gegebene Schema. Wenn beispielsweise einem Erwachsenen mit dem Schema Versagen eine schwierige Aufgabe übertragen wird, bei welcher seine Leistung genau überprüft wird, dann wird sein Schema ausbrechen. Es werden Gedanken aktiviert wie: „Ich kriege das nicht auf die Reihe. Ich werde versagen. Ich werde mich lächerlich machen." Diese Gedanken gehen normalerweise einher mit einem hohen Maß an emotionaler Erregung, in diesem Fall Angst. Je nach den Umständen und dem gegebenen Schema werden beim Individuum eventuell andere Emotionen aktiviert wie Traurigkeit, Scham, Schuld oder Wut.
5. FMS sind normalerweise viel enger an einen hohen Grad an Emotionen gekoppelt als es die zugrunde liegenden Annahmen sind. Wenn Patienten beispielsweise entdecken, dass sie die Annahme, „richtig schlimme Sachen

passieren nur schlechten Leuten“, haben, dann brechen sie selten in Tränen aus oder fangen vor lauter Angst an zu zittern. Wenn Patienten jedoch ein Frühes Maladaptives Schema identifizieren wie etwa Unzulänglichkeit/Scham, dann geht das oft einher mit einem hohen Grad an emotionaler Erregung.

6. Und schließlich scheinen Frühe Maladaptive Schemata das Resultat des frühkindlichen Temperaments zu sein, welches in den ersten Lebensjahren mit dysfunktionalen Erfahrungen interagiert, die mit Eltern, Geschwistern und Gleichaltrigen gemacht werden. Schemata sind wahrscheinlich weniger das Resultat einzelner traumatischer Ereignisse, sondern werden verursacht durch fortlaufende Muster schädlicher Alltagserfahrungen mit Familienmitgliedern und Gleichaltrigen, welche das Schema zunehmend stärken. Ein Kind beispielsweise, das wiederholt kritisiert wird, wenn seine schulischen Leistungen nicht den elterlichen Ansprüchen genügen, wird anfällig sein für die Entwicklung des Schemas Versagen.
   Millon (1981) betont die überdauernden Einflüsse früher negativer Erfahrungen:

   > Bedeutsame frühe Lebenserfahrungen werden sich vielleicht niemals wiederholen, aber ihre Auswirkungen bleiben und hinterlassen ihre Spuren ... sie sind gespeichert als Erinnerungen, als eine überdauernde Spur und als ein eingebetteter internaler Stimulus ... Einmal gespeichert sind die Auswirkungen der Vergangenheit unauslöschlich, unaufhörlich und unausweichlich ...
   >
   > Die Überreste der Vergangenheit leisten nicht nur passiv ihren Beitrag zur Gegenwart ... sie lenken, gestalten oder verzerren das Wesen aktueller Ereignisse. Sie sind dann nicht nur allgegenwärtig, sondern sie arbeiten heimtückisch daran, neue Stimuluserfahrungen so zu verändern, dass sie mit der Vergangenheit übereinstimmen. (S. 101)

Achtzehn Frühe Maladaptive Schemata wurden bisher identifiziert. Diese 18 umfassen die Themen, die wir bei fast all unseren längerfristigen Patienten in unseren klinischen Praxen beobachtet haben. Die meisten chronischen Psychotherapiepatienten leiden an mehr als einem dieser zentralen Schemata. Zudem kann ein Schema viele Variationen derselben Grundüberzeugung beinhalten. Tabelle 1 (S. 24–30) führt die 18 FMS und deren Definitionen auf. Die Schemata sind in fünf breite Schemadomänen gegliedert (welche im nachfolgenden Abschnitt beschrieben werden). Diese Schemadomänen entsprechen den fünf entwicklungsbedingten Bedürfnissen, von denen wir annehmen, dass sie nicht erfüllt werden.

Tabelle 1: *Frühe Maladaptive Schemata mit den assoziierten Domänen (Überarbeitung November 1998)*

Abgetrenntheit und Ablehnung

(Die Erwartung, dass die eigenen Bedürfnisse nach Sicherheit, Stabilität, Zuwendung, Empathie, dem Mitteilen von Gefühlen, Akzeptiertwerden und Respekt nicht zuverlässig und voraussehbar erfüllt werden. Die Ursprungsfamilie ist typischerweise unbeteiligt, kalt, ablehnend, zurückhaltend, einsam, explosiv, unberechenbar oder missbrauchend.)

1. *Verlassenheit/Instabilität*. Die wahrgenommene Instabilität oder Unzuverlässigkeit der für Unterstützung und Verbundenheit zuständigen Personen.
   Sie beinhaltet das Gefühl, dass wichtige Bezugspersonen nicht in der Lage sein werden, beständig emotionale Unterstützung, Verbundenheit, Stärke oder praktischen Schutz zu bieten, weil sie emotional instabil und unberechenbar sind (z.B. aufgrund von Wutausbrüchen), unzuverlässig oder nur unregelmäßig anwesend, weil sie bald sterben werden oder weil sie den Patienten für „jemand Besseren" verlassen werden.

2. *Misstrauen/Missbrauch*. Die Erwartung, dass andere die eigene Person verletzen, missbrauchen, demütigen, betrügen, belügen, manipulieren oder ausnutzen werden. Das beinhaltet normalerweise die Wahrnehmung, dass die Verletzung absichtlich zugefügt wird oder aufgrund ungerechtfertigter und extremer Vernachlässigung geschieht. Kann mit dem Gefühl verbunden sein, letztendlich immer der Betrogene zu sein oder immer „den Kürzeren zu ziehen."

3. *Emotionale Vernachlässigung*. Die Erwartung, dass das eigene Verlangen nach einem normalen Maß an emotionaler Unterstützung nicht ausreichend erfüllt werden wird. Die drei wichtigsten Arten der Vernachlässigung sind:
   a) *Mangel an Zuwendung – das Fehlen von Aufmerksamkeit, Zuneigung, Wärme oder Gemeinschaft.*
   b) *Mangel an Empathie – das Fehlen von Verständnis, Zuhören, Selbstoffenbarung oder dem gegenseitigen Austausch von Gefühlen.*

c) *Mangel an Schutz – das Fehlen von Stärke, Richtungsweisung oder Anleitung durch andere.*

4. *Unzulänglichkeit/Scham.* Das Gefühl, unzulänglich, schlecht, unerwünscht, minderwertig oder in gewissen bedeutsamen Bereichen grundsätzlich mangelhaft zu sein, oder dass andere in der Folge entdecken könnten, dass man nicht liebenswert sei. Kann einhergehen mit einer Überempfindlichkeit gegenüber Kritik, Ablehnung oder Vorwürfen, oder mit Befangenheit, Vergleichen mit anderen oder Unsicherheit im Umgang mit anderen oder einem Gefühl von Scham hinsichtlich der wahrgenommenen eigenen Makel. Diese Makel können *privater* Natur sein (z.B. in Form von Egoismus, Reizbarkeit, inakzeptablen sexuellen Wünschen) oder *nach außen sichtbar* (z.B. unansehnliche körperliche Erscheinung, soziale Unbeholfenheit).

5. *Soziale Isolation/Entfremdung.* Das Gefühl, vom Rest der Welt abgetrennt zu sein, anders als andere zu sein und/oder keiner Gruppe oder Gemeinschaft zugehörig zu sein.

Beeinträchtigung von Autonomie und Leistung

(Erwartungen in Bezug auf die eigene Person und die Umgebung, welche die wahrgenommene Fähigkeit beeinträchtigen, selbstständig und unabhängig überleben und funktionieren zu können oder erfolgreich zu sein. Typischerweise ist die Ursprungsfamilie verstrickt, schwächt wiederholt das Selbstvertrauen des Kindes, ist überbehütend oder verstärkt das Kind nicht in kompetentem Verhalten außerhalb der eigenen Familie.)

6. *Abhängigkeit/Inkompetenz.* Die Überzeugung, dass man ohne erhebliche Unterstützung durch andere nicht fähig ist, *Alltagspflichten* auf kompetente Art zu erledigen (z.B. für sich selbst sorgen, Alltagsprobleme lösen, gute Urteilsfähigkeit beweisen, neue Aufgaben anpacken, gute Entscheidungen treffen). Zeigt sich oft in Form von Hilflosigkeit.

7. *Anfälligkeit für Schädigungen und Krankheiten.* Die übertriebene Furcht, dass eine *unmittelbare* Katastrophe droht oder dass man nicht in der Lage sein wird, sie zu verhindern. Die Ängste beziehen sich dabei auf einen oder mehrere der folgenden Bereiche: a) *medizinische Katastrophen* – beispielsweise Herzinfarkte, AIDS; b) *emotionale Ka-*

tastrophen – zum Beispiel wahnsinnig werden; c) *äußere Katastrophen* – beispielsweise Absturz eines Aufzugs, Opfer eines Angriffs werden, Flugzeugabstürze, Erdbeben.

8. *Verstrickung/Unentwickeltes Selbst.* Übermäßige emotionale Anteilnahme und Nähe zu einer oder mehrerer Bezugspersonen (oft den Eltern), auf Kosten einer vollständigen Individuation und normaler sozialer Entwicklung. Geht oft einher mit der Überzeugung, dass zumindest eine der verstrickten Personen ohne die überdauernde Unterstützung des anderen nicht überleben oder glücklich sein könnte. Geht eventuell auch einher mit dem Gefühl, erdrückt zu werden, verschmolzen zu sein oder dem Gefühl einer nur unvollständigen eigenen Identität. Wird oft erlebt als ein Gefühl von Leere und Haltlosigkeit, Orientierungslosigkeit oder in Extremfällen als Zweifel an der eigenen Existenz.

9. *Versagen.* Die Überzeugung, dass man versagt habe, unweigerlich versagen wird oder Gleichgestellten grundsätzlich unterlegen ist in einem oder mehreren *Leistungsbereichen* (Schule, Karriere, Sport etc.). Geht häufig einher mit der Überzeugung, dass man dumm, unfähig, untalentiert, ungebildet ist, von niedrigerem Status, weniger erfolgreich als andere und so weiter.

Beeinträchtigung im Umgang mit Grenzen

(Mangel an inneren Grenzen, an Verantwortung gegenüber anderen oder an langfristiger Zielorientierung. Führt zu Schwierigkeiten, mit anderen zu kooperieren, andere zu respektieren, Verpflichtungen einzugehen oder sich realistische Ziele zu setzen und zu verfolgen. Die typische Ursprungsfamilie zeichnet sich aus durch Nachgiebigkeit, übermäßige Schwelgerei, mangelnde Orientierung oder ein Gefühl der Überlegenheit – statt angemessener Konfrontation, Disziplin und dem Einhalten von Grenzen zum Erlernen von Verantwortungsübernahme, gegenseitiger Kooperation und Zielsetzungen. In manchen Fällen sind die Betroffenen als Kind nicht genügend angetrieben worden, ein normales Maß an Unbehagen zu ertragen oder wurden nicht angemessen beaufsichtigt, geführt oder angeleitet.)

10. *Anspruchshaltung/Grandiosität.* Die Überzeugung, dass man anderen überlegen ist, Anspruch hat auf besondere Rechte und Privilegien oder dass man nicht gebunden ist an den Grundsatz der Gegenseitigkeit, der normale soziale Interaktionen leitet. Geht oft einher mit einem Beharren darauf, dass man alles tun und haben dürfen müsste, was man möchte, unabhängig davon, was andere für vernünftig halten oder was die Kosten für andere sein mögen; *oder* ein übertriebener Fokus auf Überlegenheit (z.B. zu den Erfolgreichsten, Berühmtesten, Reichsten zu gehören) – mit dem Ziel, *Macht* oder *Kontrolle* zu erlangen (und nicht primär um Aufmerksamkeit oder Zustimmung zu erhalten). Geht manchmal einher mit einem übertriebenen Konkurrenzdenken oder dem Wunsch, andere zu dominieren, die eigene Macht geltend zu machen, die eigene Sichtweise aufzuzwingen oder das Verhalten anderer entsprechend der eigenen Wünsche zu kontrollieren – ohne Mitgefühl für oder Rücksicht auf die Bedürfnisse oder Gefühle von anderen.

11. *Unzureichende Selbstkontrolle/Selbstdisziplin.* Tiefgreifende Schwierigkeiten hinsichtlich Selbstkontrolle und geringe Frustrationstoleranz beim Verfolgen persönlicher Ziele oder der Kontrolle eines exzessiven Ausdrucks eigener Gefühle und Impulse. Zeigt sich in abgeschwächter Form als ein übermäßiges Bemühen um die Vermeidung von Unbehagen: die Vermeidung von Schmerz, Konflikten, Konfrontationen, Verantwortung oder Überanstrengung – auf Kosten von Selbstverwirklichung, Selbstverpflichtung oder persönlicher Integrität.

Fremdorientierung

(Ein übermäßiger Fokus auf die Wünsche, Gefühle und Reaktionen anderer, auf Kosten der eigenen Bedürfnisse – in der Hoffnung, Liebe und Anerkennung zu erhalten, ein Gefühl von Verbundenheit zu sichern oder Bestrafung zu vermeiden. Geht normalerweise einher mit der Unterdrückung von und einem mangelnden Bewusstsein für eigenen Ärger und persönliche Neigungen. Innerhalb der Ursprungsfamilie herrscht typischerweise bedingte Akzeptanz: Das Kind muss wichtige Aspekte seines Selbst unterdrücken, um Liebe, Aufmerksamkeit und Anerkennung zu erhalten. In vielen entsprechenden Familien werden die emotionalen Bedürfnisse und Wünsche der Eltern – oder sozialer Status und Akzeptanz – höher bewertet als die individuellen Bedürfnisse und Gefühle des Kindes.)

12. *Unterwerfung*. Übermäßige Überantwortung von Kontrolle an andere, weil man sich dazu *gezwungen* fühlt – meist, um Ärger, Bestrafung oder Verlassenheit zu vermeiden. Die zwei Hauptformen von Unterwerfung sind:
    a) *Unterwerfung von Bedürfnissen – Unterdrückung der eigenen Vorlieben, Entscheidungen und Wünsche.*
    b) *Unterwerfung von Gefühlen – Unterdrückung von emotionalem Ausdruck, insbesondere Wut.*

    Beinhaltet meist das Gefühl, dass die eigenen Wünsche, Meinungen und Gefühle für andere unwichtig oder aus deren Sicht unberechtigt sind. Zeigt sich häufig als übermäßige Fügsamkeit, verbunden mit einer Überempfindlichkeit gegenüber dem Gefühl, in der Falle zu sitzen. Führt im Allgemeinen zum Aufbau von Ärger, der sich in maladaptiven Symptomen ausdrückt (z.B. passiv-aggressives Verhalten, unkontrollierte Wutausbrüche, psychosomatische Symptome, Entzug von Zuneigung, impulsive Ausbrüche, Substanzmissbrauch).

13. *Aufopferung*. Übermäßiges Bemühen, *freiwillig* die Bedürfnisse anderer in alltäglichen Situationen zu erfüllen, auf Kosten der eigenen Zufriedenheit. Die häufigsten Gründe sind das Bemühen, andere nicht zu verletzen, die Vermeidung von Schuldgefühlen infolge vermeintlich selbstsüchtigen Verhaltens oder um die Verbundenheit mit als bedürftig wahrgenommenen Personen aufrechtzuerhalten. Ist oft die Reaktion einer akuten Sensibilität dem Schmerz anderer gegenüber. Führt manchmal zu dem Gefühl, dass die eigenen Bedürfnisse nicht ausreichend erfüllt werden und zu Groll gegenüber denjenigen, um die man sich kümmert. (Überschneidet sich mit dem Konzept der Co-Abhängigkeit.)

14. *Streben nach Zustimmung und Anerkennung*. Übermäßiges Bemühen um die Zustimmung, Anerkennung oder Aufmerksamkeit anderer oder das Bemühen „dazuzugehören“, auf Kosten der Entwicklung eines soliden und echten Selbstbildes. Die eigene Wertschätzung ist primär abhängig von den Reaktionen anderer anstatt von den eigenen natürlichen Neigungen. Beinhaltet manchmal die Überbewertung von Status, Erscheinung, sozialer Akzeptanz, Geld oder Erfolg – um *Zustimmung, Bewunderung* oder *Aufmerksamkeit* (nicht primär Macht oder Kontrolle) zu erhalten. Führt oft zu Entscheidungen in wichtigen Lebensbereichen, die nicht authentisch oder unbefriedigend sind, oder zur Überempfindlichkeit gegenüber Ablehnung.

Übertriebene Wachsamkeit und Hemmung

(Übermäßiger Fokus auf die Unterdrückung eigener spontaner Gefühle, Impulse und Entscheidungen oder *auf der Erfüllung rigider, verinnerlichter Regeln und Erwartungen bezüglich Leistung und ethischem Verhalten – häufig auf Kosten persönlichen Glücks, Selbstverwirklichung, Entspannung, enger Beziehungen oder Gesundheit. Die Stimmung in der Ursprungsfamilie ist typischerweise grimmig, fordernd und manchmal strafend: Leistung, Pflicht, Perfektionismus, Befolgen von Regeln, Verstecken von Gefühlen und Vermeidung von Fehlern sind wichtiger als Vergnügen, Freude und Entspannung. Es herrscht oft ein Unterton von Pessimismus und Sorge – dass alles kaputt gehen könnte, wenn man nicht ständig wachsam und vorsichtig ist.)*

15. *Negativität/Pessimismus.* Ein übergreifender, lebenslanger Fokus auf die negativen Aspekte des Lebens (Schmerz, Tod, Verlust, Enttäuschung, Zwiespalt, Schuld, Missgunst, ungelöste Probleme, potenzielle Fehler, Verrat, Dinge, die schief gehen könnten, etc.) bei gleichzeitiger Minimierung oder Vernachlässigung der positiven Aspekte. Geht normalerweise einher mit der übertriebenen Erwartung, dass die Dinge irgendwann ernsthaft schieflaufen werden (ob in beruflichen, finanziellen oder interpersonellen Bereichen) oder dass gewisse Lebensaspekte, die scheinbar gut laufen, letztendlich auseinander brechen werden. Beinhaltet meist die übermäßige Furcht vor Fehlern, welche zu finanziellem Ruin, Verlust, Demütigung oder dem Gefangensein in einer schlimmen Situation führen könnten. Da potenzielle negative Folgen übertrieben werden, zeichnen sich diese Patienten oft aus durch chronische Sorge, Wachsamkeit, der Neigung zum Klagen oder Unentschlossenheit.

16. *Emotionale Hemmung.* Die übermäßige Hemmung von spontanem Verhalten, Gefühlen oder des persönlichen Ausdrucks – meist um Ablehnung, Schuldgefühle oder den Verlust der Kontrolle über die eigenen Impulse zu vermeiden. Die häufigsten Formen sind: (a) Hemmung von *Ärger* und Aggression, (b) Hemmung von *positiven Impulsen* (z.B. Freude, Zuneigung, sexuelle Erregung, Spiel), (c) Mühe, *Verletzbarkeit* auszudrücken oder unbehindert über eigene Gefühle, Bedürfnisse etc. zu *kommunizieren*, oder (d) übermäßiger Fokus auf *Vernunft* unter Missachtung von Emotionen.

17. *Überhöhte Standards/Übertrieben kritische Haltung*. Die grundlegende Überzeugung, man müsse bestrebt sein, sehr hohen *verinnerlichten Ansprüchen* bezüglich Verhalten und Leistung zu genügen, meist um Kritik zu vermeiden. Führt typischerweise zu Gefühlen von Druck oder Schwierigkeiten, es einmal ruhig angehen zu lassen, und zu übermäßiger Kritik sich selbst oder anderen gegenüber. Geht zwangsläufig einher mit einer massiven Beeinträchtigung bezüglich Vergnügen, Entspannung, Gesundheit, Selbstachtung oder befriedigender Beziehungen.
Überhöhte Standards zeigen sich meist in Form von (a) *Perfektionismus,* übermäßiger Detailgenauigkeit oder der Unterbewertung eigener Leistungen, (b) *starren Regeln* und dem Gefühl von „Müssen" in verschiedenen Lebensbereichen, einschließlich unrealistisch hohen moralischen, ethischen, kulturellen oder religiösen Grundsätzen, oder (c) übermäßiger Beschäftigung mit *Zeit und Effizienz,* um noch mehr bewerkstelligen zu können.

18. *Bestrafen*. Die Überzeugung, dass man für Fehler hart bestraft werden sollte. Geht einher mit einer Tendenz, wütend, intolerant, strafend und ungeduldig mit Personen (einschließlich der eigenen) zu sein, die die eigenen Erwartungen oder Standards nicht erfüllen. Beinhaltet normalerweise Schwierigkeiten, eigene Fehler oder Fehler anderer Personen zu verzeihen, aufgrund der mangelnden Bereitschaft, mildernde Umstände in Betracht zu ziehen, menschliche Unvollkommenheiten zu berücksichtigen oder mit anderen mitzufühlen.

Schemadomänen und die Ursprünge von Schemata

Bei der Ergründung der Ursprünge dieser Schemata haben wir fünf primäre Entwicklungsaufgaben identifiziert, die ein Kind unserer Meinung nach bewältigen muss, um sich gesund entwickeln zu können. Wenn irgendeine dieser Aufgaben nicht erfüllt wird, so vermuten wir, wird ein Patient Mühe haben in einer oder mehreren der fünf Schemadomänen zu funktionieren: (a) Abgetrenntheit und Ablehnung, (b) Beeinträchtigung von Autonomie und Leistung, (c) Beeinträchtigung im Umgang mit Grenzen, (d) Fremdorientierung und (e) übertriebene Wachsamkeit und Hemmung. Wenn sich Schemata in der Kindheit entwickeln, blockieren sie das Kind in einer oder mehreren dieser Domänen.

Biologie und Temperament. Bevor wir auf die einzelnen Domänen eingehen, ist es wichtig zu beachten, dass Biologie und Temperament zweifellos in der Entwicklung gewisser Schemata eine Rolle spielen. Einem Kind beispielsweise, das von Natur aus besonders ängstlich ist, kann der Übergang von Abhängigkeit zu Autonomie schwerer fallen. Ähnlich kann ein schüchternes Kind eher anfällig sein, ein Schema der Sozialen Isolation zu entwickeln. Die Fähigkeit eines Kindes, eine jede dieser weiter unten beschriebenen Entwicklungsaufgaben zu bewältigen, kann durch das angeborene Temperament mitbedingt sein oder durch elterliche Erziehungsstile und soziale Einflüsse, denen es ausgesetzt ist. Für den Rest dieses Abschnitts gehen wir jedoch davon aus, dass das Kind keine außergewöhnlichen biologischen Charakterzüge aufweist, welche eine Bewältigung dieser Aufgaben erheblich beeinträchtigen würden. Der Schwerpunkt für die Entwicklung von FMS wird daher auf der Rolle der Eltern liegen sowie auf der von Geschwistern und Gleichaltrigen.

Abgetrenntheit und Ablehnung. Verbundenheit bedeutet das Gefühl, mit anderen Personen auf stabile, überdauernde und vertrauensvolle Art und Weise verbunden zu sein. Eine Form der Verbundenheit umfasst Intimität: das enge emotionale Band zu anderen Personen. Eine zweite Form der Verbundenheit beinhaltet soziale Integration: das Gefühl, einer Gruppe Freunde, einer Familie oder Gemeinschaft anzugehören und dort hineinzupassen. Soziale Integration wird dadurch gefördert, dass sich ein Individuum sozial erwünscht, kompetent und anderen Personen ähnlich fühlt.

Akzeptanz beinhaltet das Gefühl, dass man auf andere liebenswert, akzeptabel und erwünscht wirkt und dass man die Aufmerksamkeit, Liebe und den Respekt anderer Personen verdient. Kinder, die nicht genügend Akzeptanz erhielten, erleben Ablehnung.

Um ein Gefühl von Verbundenheit zu entwickeln, brauchen Kinder stabile Liebe und Zuwendung sowie verlässliche Eltern. Kinder brauchen von ihren Eltern auch Empathie für ihre Gefühle. Dadurch fühlen sie sich verstanden. Kinder brauchen ein sicheres familiäres Umfeld ohne übermäßige Streitigkeiten. Liebe und Zuneigung müssen unter Geschwistern gleichermaßen und gerecht verteilt sein. Eltern sollten ihre Kinder ermutigen, mit anderen Kindern Kontakt zu pflegen. Und zu guter Letzt brauchen Kinder, um ein Gefühl von Verbundenheit zu entwickeln, Erfolgserlebnisse beim sozialen Kontakt mit Gleichaltrigen – sowohl alleine als auch in Gruppen –, und dies über die gesamte Kindheit und Jugend hinweg.

Um ein Gefühl von Akzeptanz anstelle von Ablehnung zu entwickeln, brauchen Kinder die Liebe und den Respekt ihrer Eltern und Geschwister, sowie die soziale Akzeptanz von Gleichaltrigen.

Wenn Kinder diese sichere Umgebung mit Liebe, Empathie, Respekt, Akzeptanz und positiven sozialen Erlebnissen nicht erfahren, sind sie anfällig für die Schemata in Zusammenhang mit Abgetrenntheit und Ablehnung: Verlassenheit/Instabilität, Misstrauen/Missbrauch, Emotionale Vernachlässigung, Unzulänglichkeit/Scham und Soziale Isolation/Entfremdung.

Kinder sind anfällig für die Entwicklung dieser Schemata, wenn sie nicht genug Liebe, Zuneigung, Respekt, Akzeptanz oder Aufmerksamkeit von ihren Eltern erhalten. Manchmal geschieht dies, wenn Eltern sterben oder das Haus für immer verlassen oder wenn Kinder in ganz frühen Jahren oft allein gelassen werden. Ablehnung wird entwickelt, wenn Kinder wiederholt von ihren Eltern kritisiert werden oder das Gefühl erhalten, sie seien unerwünscht, oder wenn sie durch Gleichaltrige ausgegrenzt werden. Diese Schemata können auch entwickelt werden, wenn Kindern gewisse Eigenschaften fehlen, die in Bezug auf soziale Attraktivität als besonders erwünscht gelten oder wenn sie keine Interessen haben, die für ihr Geschlecht üblich sind. Und schließlich kann Abgetrenntheit entstehen, wenn Kinder entweder durch Eltern oder durch Gleichaltrige misshandelt, belogen oder betrogen werden.

Beeinträchtigung von Autonomie und Leistung. Autonomie ist das Gefühl, in der Welt unabhängig funktionieren zu können, ohne die überdauernde Unterstützung durch andere. Autonome Individuen erreichen ein Gefühl von eigener Identität und lernen, sich von ihren Eltern zu trennen und in der Welt außerhalb der eigenen Familie zu überleben. Sie haben ein Gefühl von körperlicher, geistiger und seelischer Integrität und Kontrolle. Und schließlich vertrauen autonome Personen, dass ihre Umgebung relativ sicher ist, und sind nicht übermäßig empfindlich in Bezug auf mögliche Bedrohungen. Leistung bezieht sich auf die Fähigkeit, in der Schule und bei der Arbeit erfolgreich zu sein.

Damit Kinder das Gefühl entwickeln können, autonome und kompetente Individuen zu sein, müssen sie unterstützt werden, unabhängig zu funktionieren und in der Schule Leistung zu zeigen – ohne übermäßige Hilfe durch ihre Eltern. Sie brauchen die Bestätigung, dass sie gesunde, robuste, kompetente Individuen sind und dass die Welt relativ sicher ist. Nicht zuletzt sollten Kindern auch Aufgaben übertragen werden, für die sie selbstständig verantwortlich sind, und sie sollten das Gefühl erhalten, dass ihre Entscheidungen und ihr Urteilsvermögen in Ordnung sind.

Wenn es Eltern misslingt, eine Umgebung zu schaffen, die Autonomie fördert, kann eines von vier Schemata in Zusammenhang mit Autonomie und Leistung entwickelt werden. Diese umfassen Abhängigkeit/Inkompetenz, Anfälligkeit für Schädigungen und Krankheiten, Verstrickung/Unentwickeltes Selbst und Versagen.

Diese Schemata entstehen oft, wenn Eltern ihre Kinder überbehüten; zum Beispiel, indem sie sie fortwährend vor übertriebenen Gefahren und Risiken warnen. Autonomie-Probleme können entstehen, wenn Kinder erleben, wie sich ihre Eltern andauernd und unnötig Sorgen machen, oder wenn ihnen nicht genug eigenständige Verantwortung übertragen wird. Das gegenteilige Extrem kann ebenfalls zu Problemen mit Abhängigkeit führen: Wenn Kindern selten geholfen wird und sie zu wenig Anleitung oder Führung erhalten. Es scheint, dass beide Extreme – entweder alles für die Kinder zu tun oder ihnen zu wenig Anleitung zu bieten – zu Problemen mit Autonomie führen kann.

Beeinträchtigung im Umgang mit Grenzen. Der Begriff *Realistische Grenzen* bezieht sich auf die Fähigkeit, die eigenen Impulse zu kontrollieren und Rücksicht zu nehmen auf die Bedürfnisse anderer Personen – in angemessenem Maß.

Es ist für Kinder wichtig, ein Gefühl für Grenzen zu entwickeln. Dies wird am besten durch das Anbieten einer Umgebung erreicht, die nicht zu nachgiebig ist. Kinder profitieren von realistischen Grenzen bezüglich ihres Verhaltens, weil sie dadurch Selbstkontrolle und Rücksicht auf andere lernen können. Die Schemata Anspruchshaltung/Grandiosität und Unzureichende Selbstkontrolle/Selbstdisziplin werden entwickelt, wenn Kinder durch ihre Eltern verwöhnt werden; für Leistung übermäßig gelobt werden; wenn ihnen erlaubt wird, alles zu tun, was sie wollen, ohne Rücksicht auf die Bedürfnisse anderer; wenn ihnen nicht beigebracht wird, dass Beziehungen Teilen und Gegenseitigkeit beinhalten; und wenn ihnen nicht beigebracht wird, wie sie mit Niederlagen oder Frustrationen umgehen können. Solchen Kindern wird möglicherweise gesagt, sie seien etwas Besonderes, und es werden ihnen wenig Grenzen gesetzt.

Fremdorientierung. Für eine gesunde Entwicklung ist es wichtig, dass Kinder lernen, ihre eigenen spezifischen Bedürfnisse und Gefühle auszudrücken, ohne übermäßige Angst vor Bestrafung oder Schuld. Um ein gesundes Gefühl von Eigenorientierung zu entwickeln, brauchen Kinder Eltern, die sie ermutigen, ihre eigenen autonomen Bedürfnisse angemessen auszudrücken und auf diese zu reagieren, ohne übermäßige Einschränkung, Bestrafung oder den Entzug von Unterstützung fürchten zu müssen.

In Familien, in denen ungesunde Fremdorientierung gefördert wird, lernen Kinder, die Wünsche, Gefühle und Reaktionen anderer übertrieben zu gewichten, auf Kosten der eigenen legitimen Bedürfnisse. Sie tun dies, um die Liebe und Anerkennung ihrer Eltern zu erhalten, um Verbundenheit zu bewahren oder Bestrafung zu vermeiden. Kinder mit diesen Problemen unterdrücken üblicherweise Wahrnehmung und Ausdruck eigenen Ärgers und „natürlicher Neigungen“, einschließlich eigener Interessen und Talente. Sie werden versiert darin, sich den Erwartungen anderer anzupassen.

Eltern, die ihren Kindern nur eine bedingte Akzeptanz bieten, fördern Probleme in dieser Domäne: Kinder lernen, wichtige Aspekte ihrer Selbst zu unterdrücken. Häufig bewerten Eltern ihre eigenen emotionalen Bedürfnisse und Wünsche höher als die individuellen Bedürfnisse und Wünsche ihrer Kinder. Dieses Muster führt zur Entwicklung von Schemata dieser Domäne: Unterwerfung, Aufopferung und Streben nach Zustimmung und Anerkennung.

Übertriebene Wachsamkeit und Hemmung. Kinder brauchen Ermutigung, ihre Gefühle, Impulse und Entscheidungen spontan auszudrücken. Es ist ungesund für ein Kind, ständig wachsam zu sein gegenüber potenziellen Fehlern oder einem möglichen Versagen hinsichtlich rigider Regeln und Erwartungen. Wenn Kindern übertriebene Wachsamkeit und Hemmung gelehrt werden, passiert dies oft auf Kosten von Glück, Selbstverwirklichung, Entspannung, Vergnügen, Intimität oder Gesundheit.

Eltern, die Probleme in dieser Domäne verursachen, sind oft grimmig, streng oder strafend. Sie legen übertrieben großen Wert auf Leistung, Pflicht, das Befolgen von Regeln und die Vermeidung von Fehlern. Das Leben wird möglicherweise trist, geprägt von Sorgen und Pessimismus. Einige der Probleme in dieser Domäne entstehen dadurch, dass Kinder aufgefordert werden, mehr zu tun, als sie tatsächlich erreichen können, und wenn sie lernen, dass ihre Leistung nie genügt. Solche Eltern räumen dem Erfolg eine höhere Priorität ein als dem Glück. Kinder haben oft das Gefühl, dass sie die Liebe ihrer so funktionierenden Eltern nur bei Erfolg auf einem extrem hohen Niveau erlangen können. Eltern, die diese Art von Verhalten zeigen, können ein jedes der vier Schemata dieser Domäne hervorrufen: Negativität/Pessimismus, Emotionale Hemmung, Überhöhte Standards/Übertrieben kritische Haltung und Bestrafen.

Zusammengefasst haben Kinder fünf primäre Aufgaben zu bewältigen: Verbindung und Akzeptanz, Autonomie und Leistung, Realistische Grenzen, Eigenorientierung und Selbstverwirklichung sowie Spontaneität und Vergnügen. Wenn Eltern und das soziale Umfeld optimal sind, entwickeln sich Kinder in allen fünf Bereichen auf eine gesunde Art und Weise. Wenn jedoch die elterliche oder soziale Umgebung nicht optimal sind, werden Kinder anfällig für die Entwicklung Früher Maladaptiver Schemata in einer oder mehrerer dieser Schemadomänen. Diese Schemata bleiben ein Leben lang bestehen und bestimmen maßgeblich, wie ein Patient kognitiv, emotional, zwischenmenschlich und im Verhalten funktioniert.

Schemaprozesse

Wir haben drei wesentliche Schemaprozesse identifiziert: Schemaaufrechterhaltung, Schemavermeidung und Schemakompensation. Diese Prozesse erklären, wie Schemata innerhalb eines Individuums funktionieren. Sie erklären, wie Schemata aufrechterhalten und wie sie vermieden werden und wie sich manche Patienten ihren Schemata durch Überkompensation anpassen. Diese Prozesse können im kognitiven oder emotionalen Bereich auftreten sowie in der langfristigen behavioralen Funktionsfähigkeit.

Schemaaufrechterhaltung. Wir haben bereits betont, dass Frühe Maladaptive Schemata für viele Patienten die Grundpfeiler ihrer Selbstkonzepte bilden. FMS sind zentral für die Organisation einer Persönlichkeit. *Schemaaufrechterhaltung* bezieht sich auf Prozesse, durch welche diese Frühen Maladaptiven Schemata verstärkt werden. Diese Prozesse schließen sowohl kognitive Verzerrungen also auch selbstschädigende Verhaltensmuster mit ein. Schemaaufrechterhaltungsprozesse sind verantwortlich für die für Persönlichkeitsstörungen so charakteristische Rigidität.

Auf kognitiver Ebene wird die Schemaaufrechterhaltung gewöhnlich durch das Hervorheben oder Übertreiben von Informationen erreicht, die das Schema bestätigen, bzw. durch das Negieren, Minimieren oder Leugnen von Informationen, die dem Schema widersprechen. Viele dieser Schemaaufrechterhaltungsprozesse sind bereits bei Beck als kognitive Verzerrungen beschrieben worden (Beck, 1967). Die häufigsten dieser Verzerrungen sind Maximierung, Minimierung, Selektives Verallgemeinern und Übergeneralisierung. Wenn Therapeuten beginnen, diese Schemata infrage zu stellen oder anzufechten, treffen oft sie auf ganz enormen Widerstand. Der Patient versucht dem Therapeuten meist aktiv zu beweisen, dass das Schema zutrifft. Informationen werden verzerrt, damit Schemata intakt bleiben.

Auf der Verhaltensebene wird Schemaaufrechterhaltung durch selbstschädigende Verhaltensmuster erreicht. Diese *schemagesteuerten Verhaltensmuster* eines Patienten waren unter den früher gegebenen Familienverhältnissen funktional und adaptiv. Im späteren Leben, außerhalb des ursprünglichen familiären Settings, sind sie jedoch meist überflüssig und selbstschädigend und führen letztendlich zur weiteren Verstärkung der eigenen Schemata.

Nehmen wir das Beispiel einer Frau mit einem Unterwerfungsschema, die wiederholt dominante Partner wählt. Mit diesem Verhalten nimmt sie eine untergeordnete Rolle ein, die sich bequem und vertraut anfühlt und dabei ihr Selbstbild bestätigt, der Herrschaft anderer unterworfen zu sein. Die maladaptive Partnerwahl ist einer der häufigsten Mechanismen, durch die Schemata aufrechterhalten werden.

Schemaaufrechterhaltung löst bei Patienten oft *Hoffnungslosigkeit* aus in Bezug auf die Veränderung ihrer Schemata – auch nachdem sie gelernt haben, sie zu erkennen und zu beobachten. Frühe Maladaptive Schemata scheinen derart unauflösbar mit dem Selbstbild verbunden zu sein, dass sich viele Patienten nicht vorstellen können, sie zu verändern – egal, wie motiviert sie auch sein mögen.

Zusammenfassend lässt sich Folgendes sagen: Kognitive Filter und selbstschädigende Verhaltensweisen sind die primären Mechanismen der Schemaaufrechterhaltung. Zusammen führen sie zu einem Fortbestehen der Schemata und machen sie damit zunehmend unflexibel.

Schemavermeidung. Die Bedeutung der Vermeidung als einem Merkmal von Persönlichkeitsstörungen ist bereits beschrieben worden. Zur Wiederholung: Wenn FMS ausgelöst sind, wird beim Betroffenen meist ein hohes Erregungsniveau aktiviert wie etwa intensive Wut, Angst, Traurigkeit oder Schuld. Diese emotionale Intensität ist normalerweise unangenehm; daher entwickelt der Betroffene in der Regel sowohl willentliche als auch automatisierte Prozesse zur Vermeidung entweder der Schemaaktivierung oder des damit einhergehenden Gefühlserlebens. Diese Prozesse können als aversive Konditionierung betrachtet werden.

Wir haben mehrere Arten von Schemavermeidung festgestellt. Einige dieser Prozesse beinhalten *kognitive Vermeidung*. Kognitive Vermeidung bedeutet das bewusste oder automatische Bemühen, *Bilder oder Gedanken* abzublocken, welche das Schema auslösen könnten. Zum Beispiel, wenn gewisse Patienten gebeten werden, ein Ereignis abzurufen, das ein Schema aktiviert, antworten sie: „Ich will nicht darüber nachdenken“ oder „Ich hab’s vergessen“; und bei der Aufforderung, die Situation zu visualisieren, machen sie vielleicht ihre Augen zu und sagen dann: „Ich sehe bloß eine weiße Leinwand.“

Bei einigen dieser kognitiven Vermeidungsprozesse gibt es Überlappungen zum psychoanalytischen Konzept der Abwehrmechanismen. Beispiele dafür sind Verdrängung, Unterdrückung und Verleugnung. Eine weitere Strategie zur kognitiven Vermeidung kann Depersonalisation sein, ein Prozess, durch den sich Patienten der schemaauslösenden Situation psychologisch entziehen. Zwanghaftes Verhalten von Patienten dient oft dem gleichen Zweck der Vermeidung von Gedanken, die auf potenziell aufwühlende Lebensereignisse fokussieren, welche wiederum Schemata aktivieren.

Eine weitere Art von Schemavermeidungsprozessen ist die *Gefühlsvermeidung*. Gefühlsvermeidung bezieht sich auf den willentlichen oder automatischen Versuch, *Emotionen* zu blockieren, die durch Schemata ausgelöst werden.

Einige Borderline-Patienten beispielsweise haben uns berichtet, dass sie sich schneiden, um sich gegen den unerträglichen Schmerz, der durch frühe Schemata aktiviert wird, zu betäuben. Häufiger jedoch beobachten wir Patienten, die scheinbar automatische Prozesse entwickelt haben, um ihre emotionalen Erlebnisse zu dämpfen. Solche Patienten spüren selten extreme Wut, Trauer oder Angst, sogar in Situationen, die diese Emotionen sicherlich bei den meisten Leuten aktivieren würden. Diese affektive Vermeidung kann auch dann stattfinden, wenn keine kognitive Vermeidung vorhanden ist. Anders ausgedrückt, manche Patienten sind angesichts eines kritischen Lebensereignisses ohne Weiteres in der Lage, ihre Gedanken zu berichten, leugnen jedoch die Empfindung von Gefühlen, die üblicherweise mit solchen Gedanken einhergehen. Die Folge dieses affektiven Vermeidungsprozesses ist vermutlich, dass vermeidende Patienten mehr chronische, diffuse Emotionen und psychosomatische Symptome erleben als nicht vermeidende Patienten, welche intensivere, akute Gefühle spüren, die schnell vorbeigehen, worauf sich ihre Stimmung normalisiert.

Die letzte Art von Schemavermeidung ist die *verhaltensbezogene Vermeidung*. Diese Vermeidung bezieht sich auf die Tendenz vieler Patienten, *tatsächliche Situationen oder Gegebenheiten* zu vermeiden, die schmerzhafte Schemata auslösen könnten. Im Extremfall erweist sich verhaltensbezogene

Vermeidung als soziale Isolation, Agoraphobie oder dem Fehlen jeglichen Bemühens um eine produktive Karriere oder familiäre Verantwortung.

Betrachten wir den Fall eines Patienten mit dem Schema Versagen als ein Beispiel einer weniger extremen Form von verhaltensbezogener Vermeidung. Dieser Patient geht *a priori* davon aus, dass er bei jedweder Arbeitsaufgabe versagen wird. Von dieser Annahme ausgehend vermeidet er es, sich auf eine anspruchsvolle Karriere einzulassen, und bemüht sich weder um Aufstieg noch um berufliche Weiterentwicklung. Diese Erfolglosigkeit ist ein Beispiel eines schemagetriebenen Prozesses. Indem er nicht nach Herausforderungen strebt, vermeidet er den Schmerz, den das aus seiner Sicht unvermeidliche Versagen mit sich bringen würde; allerdings verstärkt er durch dieses Beibehalten des *Status quo* im Beruf gleichzeitig sein Selbstbild als inkompetenter Person. Schemavermeidende Verhaltensweisen schützen Betroffene also davor, sich vollständig auf eine Situation einzulassen, die frühe Schemata auslösen könnte, doch diese Methode der Nichtverpflichtung ist in sich selbstschädigend und verhindert, dass das Schema jemals überprüft werden kann.

Zusammenfassend lässt sich also sagen, dass die drei wesentlichen Schemavermeidungstypen – kognitiv, affektiv und behavioral – es Patienten ermöglichen, dem mit den FMS einhergehenden Schmerz zu entkommen. Der Preis dieser Vermeidung bedeutet allerdings, (a) das Schema wird womöglich niemals aufgedeckt und infrage gestellt und (b) Erfahrungen, die die Validität dieser Schemata widerlegen könnten, werden ausgeschlossen.

Schemakompensation. Schemakompensation bezieht sich auf Prozesse, die Frühe Maladaptive Schemata übermäßig ausgleichen. Wir haben festgestellt, dass viele Patienten kognitive oder behaviorale Bewältigungsstile anwenden, die scheinbar das *Gegenteil* von dem sind, was wir anhand des Wissens über ihre frühen Schemata erwarten würden. (Analytiker sprechen vom Begriff der Reaktionsbildung, einem verwandten Konzept.) Manche Patienten beispielsweise, die als Kinder maßgeblich *Emotionale Vernachlässigung* erlebt haben, verhalten sich als Erwachsene narzisstisch. Ihre offenkundige Anspruchshaltung verdeckt die darunterliegende Vernachlässigung.

Schemakompensation ist oft bis zu einem gewissen Grad zweckdienlich. Anstatt sich beispielsweise so zu verhalten, dass ein Gefühl von Vernachlässigung verstärkt wird, verwenden manche Patienten alle Mühe darauf, ihre Bedürfnisse erfüllt zu bekommen. Leider schießen sie mit diesen Bemühungen oft über das Ziel hinaus und schaden sich damit selbst. Am Ende hat ein narzisstischer Patient vielleicht all seine Freunde, die Ehefrau und die Kollegen vergrault und erlebt damit erneut Vernachlässigung.

Ein übermäßig unabhängiger Patient lehnt möglicherweise jegliche Unterstützung durch andere ab und ist am Ende derart übersteigert selbstständig, dass er auch dann außerstande ist, um Hilfe zu bitten, wenn es nötig und angebracht ist. Oder ein Patient mit dem Schema Abhängigkeit/Inkompetenz weist eventuell jede Form von Kritik kategorisch von sich – und wird in der Folge nie die Vorteile konstruktiven Feedbacks erfahren, welches zu größerer Leistung und besserem Erfolg führen kann.

Schemakompensationsprozesse können als teilweise erfolgreiche Bemühungen eines Patienten betrachtet werden, seine Schemata anzufechten. Leider beinhaltet Schemakompensation fast immer eine Verkennung der zugrunde liegenden Verletzbarkeit, wodurch der Patient dem heftigen emotionalen Schmerz weiterhin unvorbereitet gegenübersteht, wenn die Schemakompensation misslingt und das Schema aufbricht. Außerdem können schemagetriebene überkompensatorische Verhaltensweisen die Rechte anderer auf unfaire Art und Weise verletzen und letzten Endes zu schädlichen Konsequenzen für die eigene Person führen.

Tabelle 2 (S. 40) zeigt die Unterschiede auf zwischen den drei Hauptformen der schemagetriebenen Verhaltensweisen: Schemaaufrechterhaltung, -kompensation und -vermeidung. Die Tabelle liefert für jedes Schema ein Beispiel eines jeden Prozesses sowie ein Beispiel eines *adaptiven* Verhaltens, das nicht schemagetrieben ist und somit typisch für Individuen, die unter dem betreffenden Schema *nicht* leiden.

Tabelle 2: *Beispiele zur Veranschaulichung von schemagetriebenen Verhaltensprozessen*

Frühes Schema	Schemaaufrechterhaltungsverhalten	Schemakompensationsverhalten	Schemavermeidungsverhalten	Adaptives Verhalten
Abhängigkeit/ Inkompetenz	Verlässt sich beim Schreiben einer Arbeit komplett auf andere.	Verfasst die Arbeit ohne irgendwelche Hilfe, auch nicht wenn angemessen.	Schiebt die Arbeit auf.	Schreibt die Arbeit mit Unterstützung wenn angemessen.
Emotionale Vernachlässigung	Wählt emotional nicht verfügbare Partner.	Ist Partnern gegenüber extrem fordernd.	Vermeidet Intimität komplett.	Hat nahe, auf gegenseitigem Geben und Nehmen beruhende Beziehungen.
Unterwerfung	Ist anderen gefällig, kümmert sich nicht um eigene Bedürfnisse.	Tut nicht, was andere wollen.	Schiebt Handlungen auf.	Findet eine Balance zwischen eigenen Bedürfnissen und denen anderer.
Versagen	Erledigt eine Aufgabe nur halbherzig, vermasselt sie.	Gibt Fehler nicht zu, wenn darauf hingewiesen.	Verschleppt oder verweigert die Aufgabe.	Erledigt die Aufgabe gut und akzeptiert angemessene Ratschläge.
Unzulänglichkeit/Scham	Wählt sehr kritische Partner.	Verlangt ständige Bewunderung und Anerkennung.	Vermeidet nahe Beziehungen.	Hat nahe Beziehungen, in denen beide Partner Stärken und Schwächen ausdrücken.
Soziale Isolation/Entfremdung	Nimmt an Gruppenaktivitäten teil, bleibt aber am Rand.	Attackiert Gruppenmitglieder aufgrund ihrer Wertvorstellungen.	Vermeidet Gruppen komplett.	Lässt sich voll und ganz auf Gruppenaktivitäten ein.

Teil II

SCHEMAFOKUSSIERTE THERAPIE: PATIENTENBEURTEILUNG UND FALLKONZEPTUALISIERUNG

Überblick

Die schemafokussierte Therapie wird in zwei Phasen unterteilt: (a) Beurteilung und Fallkonzeptualisierung und (b) Schemaveränderung. In diesem Kapitel ist das Augenmerk auf die erste Phase gerichtet, die acht grundlegende Schritte umfasst:

1. Identifizieren Sie vorliegende Symptome und Probleme im Erstgespräch. Erfragen Sie kurz und fokussiert die Lebensgeschichte.
2. Wenden Sie den *Multimodalen Fragebogen zur Lebensgeschichte* (A. Lazarus & C. Lazarus, 1991) und den *Young Schema Questionnaire* (Langfassung, zweite Ausgabe: YSQ, siehe Anhang A, S. 85) an.
3. Klären Sie den Patienten über Schemata auf und besprechen Sie den YSQ.
4. Aktivieren Sie Schemata innerhalb und außerhalb der Sitzung durch Vorstellungsübungen, Diskussion aufwühlender Ereignisse der Vergangenheit und Gegenwart, Überprüfung der therapeutischen Beziehung, Empfehlung relevanter Filme und Bücher, Besprechung von Träumen und durch Erteilung von Hausaufgaben.
5. Konfrontieren Sie gegebenenfalls Schemavermeidung.
6. Identifizieren Sie schemagetriebenes Verhalten: Schemaaufrechterhaltung, -vermeidung und -kompensation. Setzen Sie gegebenenfalls das Young-Rygh Avoidance Inventory (YRAI; Young & Rygh, 1994) ein, sowie das Young Compensation Inventory (YCI; Young, 1995).
7. Integrieren Sie die gewonnenen Informationen in eine kohärente Konzeptualisierung des Patienten. Verwenden Sie das Young Parenting Inventory (YPI; Young, 1994). Verknüpfen Sie vorliegende Probleme, Kindheitserlebnisse (Ursprünge), Verhaltensmuster des Jugend- und Erwachsenenalters, Emotionen sowie die therapeutische Beziehung mit den FMS. Füllen Sie das Schema-Fallkonzeptformular (Young, 1992) aus. Holen Sie ein Feedback zur Fallkonzeptualisierung vom Patienten ein.
8. Unterscheiden Sie zwischen primären, sekundären und gekoppelten Schemata. Fokussieren Sie für den Veränderungsprozess auf ein oder zwei Schemata.

Patientenbeurteilung und Fallkonzeptualisierung

Erstgespräch

Der erste Schritt zur Identifizierung von Schemata ist das Erstgespräch. Während des Erstgesprächs versucht der Therapeut die vorliegenden Symptome und Probleme zu identifizieren. Der Therapeut stellt erste Verbindungen her zwischen spezifischen Emotionen, Symptomen, Lebensproblemen und Schemata. Im Lauf der Befragung zu Lebensereignissen und Symptomen werden Hypothesen entwickelt über mögliche Lebensthemen. Fragestellungen zu Abgetrenntheit und Ablehnung, Beeinträchtigung von Autonomie und Leistung, Beeinträchtigung im Umgang mit Grenzen, Fremdorientierung sowie übertriebene Wachsamkeit und Hemmung werden exploriert, um zu untersuchen, welche Domänen signifikante Schwierigkeiten für den Patienten darstellen.

Um diesen Prozess der Schemaidentifizierung und -veränderung zu erläutern, stellen wir den Fall einer Patientin namens Carla vor, einer 22-jährigen Frau, die sich im ersten Jahr ihres Jurastudiums befand, als sie in Behandlung kam. Als Carla zu ihrer ersten Sitzung erschien, litt sie unter Symptomen von Panik, Unruhe, Depression, Interesselosigkeit, Müdigkeit, Schlafproblemen, Depersonalisationserleben und Orientierungslosigkeit. Nach spezifischen Lebensereignissen gefragt, die ihre Gefühle erklären könnten, nannte sie (a) „Mich an der Uni ständig antreiben, ohne zu wissen wofür“, (b) die eigene Identität in Frage zu stellen („Wer bin ich?“), (c) keine nahen Freundschaften oder Beziehungen zu haben und (d) familiäre Probleme. Ihr Wert im Beck Depressionsinventar (Beck & Steer, 1987) lag bei 17, wobei sie besonders hohe Werte bei Items erreichte, die mit Schuld, Selbsthass oder ständigen Selbstvorwürfen hinsichtlich der eigenen Mängel zu tun hatten.

Fragebogen

Der zweite Schritt im Identifizierungsprozess ist die Anwendung des *Multimodalen Fragebogens zur Lebensgeschichte* sowie des *Young Schema Ques-*

tionnaires. Diese werden normalerweise in den Wochen zwischen der zweiten und der vierten Sitzung als Hausaufgaben mitgegeben.

Im *Multimodalen Fragebogen zur Lebensgeschichte* gab Carla an, die wichtigsten Verhaltensprobleme, die sie ändern wollte, seien: „Ich will mehr Ausgleich in meinem Leben haben“ und „ich kann mich auf nichts mehr konzentrieren“. Sie zählte ihre größten Ängste auf: Versagensangst, die Angst, allein zu sein, Angst, Leute zu verlieren, die ihr wichtig sind, und die Angst, ihr Leben nicht mit anderen teilen zu können. Sie berichtete auch von einer andauernden Gefühlskälte, ohne zu wissen, woher diese komme, sowie von regelmäßigem Depersonalisationserleben.

In dem Abschnitt zu den inneren Bildern berichtete Carla von unangenehmen Bildern aus der Kindheit: Bilder von Hilflosigkeit und Bilder von Einsamkeit. Sie sah sich selbst als verletzt, überfordert, die Kontrolle verlierend, andere verletzend, scheiternd und gefangen. Bei den Fragen zum Selbstbild gab Carla an, sie betrachte sich als nutzlos, nicht liebenswert, unattraktiv, unerwünscht und als unfähig, irgendetwas richtig zu machen.

Im Abschnitt zu Werten und zugrunde liegenden Annahmen zeigte sich Carla fest überzeugt von der Aussage: „Ich bin dafür verantwortlich, andere glücklich zu machen.“ Sie bestätigte ebenfalls Aussagen, dass sie in allem, was sie tue, gut sein müsse, dass es sehr wichtig sei, andere zufrieden zu stellen und dass sie nach Perfektion streben müsse. Bei den Satzergänzungen vervollständigte sie den Satz „Seit ich Kind bin ...“ mit „... habe ich meine Familie mehr geliebt als mich selbst.“ Carla fügte dem Fragebogen eine Ergänzung an, in welcher sie Folgendes schrieb:

> In den letzten vier Monaten habe ich unter allem und jedem gelitten. Ich war die meiste Zeit angespannt, reizbar und deprimiert. Ich scheine außerstande, mich zu entspannen oder Entlastung durch irgendwelche Aktivitäten zu erreichen. Ich mache mir ständig Sorgen. Mir fällt es schwer, mit dem Druck seitens der Uni und der Familie umzugehen. Ich kann mich nicht konzentrieren. Ich habe keine Ahnung, was ich mir bezüglich der Karriere oder Ähnlichem wünsche. Ich habe das Gefühl, dass ich nicht lebe, sondern lediglich existiere, und ich bin nicht sehr glücklich.
>
> Ich schlafe überhaupt nicht gut. In den letzten Monaten habe ich häufig unter Albträumen gelitten – und was mich daran am meisten erschreckt, ist, dass es um tatsächliche Lebensereignisse geht. Ich habe Angst, eine Versagerin zu sein, dass ich außerstande bin, irgendetwas gut zu machen oder mir Gutes zu tun. Ich weiß nicht wirklich, wer ich bin: Mein Leben scheint unzertrennlich mit meinen Eltern verbunden zu sein. Ich gebe mir größte Mühe, den Ansprüchen meiner Eltern zu genügen, scheine es aber nie zu schaffen. Ich war früher fröhlich und gut gelaunt, heute habe ich das Gefühl, ständig belastet zu sein: Ich bin ein Vulkan kurz vor der Explosion.

Patienten über Schemata aufklären

Der dritte Schritt im Identifikationsprozess ist die Aufklärung der Patienten über die Art und Weise, wie Schemata funktionieren. Der Therapeut erklärt, dass ein Schema eine extrem starke Grundüberzeugung über sich selbst und andere darstellt, die in sehr jungen Jahren gelernt wurde und die selbstschädigend ist. Die Überzeugungen und Gefühle wirken derart stark, dass Patienten schlichtweg davon ausgehen, dass sie wahr sind. Der Therapeut erläutert, dass ein Schema sich insofern von anderen Denkvorgängen unterscheidet, als dass es mit einer enormen emotionalen Kraft einhergeht. Es birgt die Kraft des ganzen bisherigen Lebens in sich – mit all seinen Erinnerungen und eingeübten ständigen Wiederholungen –, welche das Schema unterstützt und aufrechterhält.

Schemata spielen bei Patienten oft die zentrale Rolle für ihre gesamte Selbstwahrnehmung und Weltanschauung. Es liegt auf der Hand, dass ein Schema extrem hart um seine Existenz kämpfen und enormen Widerstand aufbieten wird. Für die Patienten fühlt es sich sehr vertraut und sogar beruhigend an, an ihren Schemata festzuhalten – unabhängig von den negativen Konsequenzen für ihr Leben. Manchmal ziehen wir als Metapher für die Schemata den Vergleich mit alten Schuhen heran, die nicht mehr zu gebrauchen, jedoch so bequem sind, dass man sie nicht wegwirft.

Wir erklären unseren Patienten, dass wir es voraussehen, dass sie Informationen verzerren werden, um das Schema aufrechtzuerhalten, und dass sie sich deshalb nicht entmutigen lassen sollten, wenn sich dies nur langsam ändern lässt. Wir versuchen sie darauf vorzubereiten, was der Schemaveränderungsprozess mit sich bringen wird. Wir verwenden hier oft „Krieg“ als Metapher und machen deutlich, dass wir mit dem Schema werden kämpfen müssen. Daraufhin empfehlen wir den Patienten meist die Lektüre von *Sein Leben neu erfinden* (Young & Klosko, 1994), einem Selbsthilfebuch, das auf dem schemafokussierten Ansatz aufbaut, sowie den *Klientenleitfaden zur schemafokussierten Therapie* (siehe Anhang B, S. 101–116).

Nachdem der Therapeut erklärt hat, wie Schemata funktionieren, bespricht er mit dem Patienten ausführlich den Fragebogen *Young Schema Questionnaire* (Langfassung, zweite Ausgabe). Dabei achtet er besonders auf die Items, bei denen der Patient hohe Werte (5 oder 6) erzielt, und fragt ihn nach Beispielen zur näheren Erläuterung und Verdeutlichung der Antworten. Wann immer möglich versucht der Therapeut, YSQ-Antworten mit aktuellen Problemen oder Antworten aus dem *Multimodalen Fragebogen zur Lebensge-*

schichte zu verknüpfen, um die Bedeutung der Schemata für die Biographie des Patienten aufzuzeigen.

Im Folgenden sind die Schemata aufgelistet, bei denen Carla hohe Werte im *Young Schema Questionnaire* erzielte.

1. *Verstrickung/Unentwickeltes Selbst.* Carla erwähnte, dass sie ihr eigenes Leben nicht trennen könne von dem ihrer Eltern. Außerdem erwähnte sie, kein Identitätsgefühl zu haben und nicht zu wissen, was sie wolle.
2. *Unterwerfung und Aufopferung.* Carla gab in ihrem Fragebogen und während der Sitzung an, dass sie die Bedürfnisse anderer vor ihre eigenen stelle und dass sie eigentlich mehr an sich selbst denken können möchte. Sie erwähnte als Symptom auch Ärger. Solche Aussagen sind typisch für Patienten mit dem Schema *Unterwerfung und Aufopferung,* bei denen es darum geht, die eigenen Gefühle und Bedürfnisse zu unterdrücken, um anderen gefällig zu sein.
3. *Versagen.* Carla erwähnte, dass sie Angst habe, eine Versagerin zu sein, dass sie zu viele Fehler mache und dass sie unfähig sei, irgendetwas erfolgreich zu meistern.
4. *Verlassenheit/Instabilität, Unzulänglichkeit/Scham und Emotionale Vernachlässigung.* Diese Schemata schienen alle von zentraler Bedeutung für Carla zu sein. Sie erwähnte die Angst, allein zu sein, die Angst, bedeutsame Personen zu verlieren, sowie Bilder von Einsamkeit, des Weiteren nicht liebenswert und unerwünscht sowie das Gefühl, verloren zu sein. Außerdem gab Carla an, dass sie sich für unattraktiv und hässlich halte.
5. *Überhöhte Standards/Übertrieben kritische Haltung.* Carla schien es sehr schwerzufallen, angemessene Ansprüche an sich selbst zu stellen, ganz besonders, wenn es um Leistung und Verantwortung ging. Carla erwähnte, dass sie sich ständig antrieb, ohne zu wissen, weshalb, dass sie in allem, was sie tue, gut sein müsse, dass sie nach Perfektion strebe und sich mehr Ausgleich zwischen Arbeit und Freizeit wünsche. Sie nannte zudem „sich zu verausgaben" als Problemverhalten.
6. *Bestrafen.* Und schließlich schien Carla Probleme hinsichtlich Bestrafung zu haben. Sie erwähnte im *Multimodalen Fragebogen zur Lebensgeschichte,* dass sie sich bemühe, von anderen verstanden zu werden, doch: „Die sind wütend auf mich. Sie denken, ich hätte etwas angestellt, aber das habe ich nicht." Das ist das typische Denken von Patienten mit dem Schema Bestrafen: dass sie irgendetwas falsch gemacht haben oder dass sie schlecht sind und glauben, es zu verdienen, bestraft zu werden.

Schemaaktivierung

Bis hierhin war der Identifikationsprozess vor allem kognitiv, das heißt rational und intellektuell. Im nächsten Schritt geht es nun darum, dass der Therapeut Schemata auf emotionaler Ebene aktiviert – sowohl während als auch außerhalb der Sitzung. Durch den Einsatz erlebnisorientierter Techniken zur Aktivierung von Schemata kann der Therapeut jedes der in den ersten vier Schritten hergeleiteten Schemata untersuchen, um zu prüfen, ob es zum gegebenen Fall passt. Man kann in der Regel davon ausgehen, dass ein Schema aktiviert ist, wenn ein hohes Erregungsniveau ausgelöst wird. Je höher das Erregungsniveau, desto zentraler wirkt wahrscheinlich das Schema. Sekundäre Schemata sind generell weniger emotionsgeladen und werden in dieser Phase möglicherweise gar nicht aktiviert. Zur Aktivierung von Schemata gibt es verschiedene Strategien:

Imaginationen. Eine äußerst hilfreiche Strategie ist die, Patienten zu bitten, die Augen zu schließen und zu berichten, welche Bilder ihnen spontan in den Sinn kommen. Eine Variation dieser Technik ist, den Patienten zu bitten, ein Bild einer bestimmten Art von Situation zu aktivieren, von der der Therapeut aufgrund vorher gewonnener Informationen annimmt, dass es das Schema auslösen wird. Dies könnte beispielsweise eine Szene mit einem Ehepartner oder einem Elternteil sein.

In unserem Fallbeispiel berichtete Carla während der zweiten Therapiesitzung von zwei Bildern. In dem einen Bild ging es um ihre Eltern und ihren Bruder als sie Kind war. Ihr Bruder lernte für die Schule nicht genug und kümmerte sich nicht um sein Zimmer. Während sie von diesem Bild berichtete, gab Carla an, ihr sei schwindlig, der Lärm sei sehr laut und ihr Kopf schmerze.

Im zweiten Bild war sie allein in ihrem Zimmer. Sie berichtete, sie friere und sei „abgeschnitten. Drinnen ist nichts, draußen ist nichts. Ich fühle mich fremd, ich habe die Kontrolle verloren."

Diese Bilder verstärkten die vorher gebildeten Hypothesen über Carla bezüglich ihrer Schemata. Die Motive *Bestrafen, Unterwerfung* und *Überhöhte Standards/Übertrieben kritische Haltung* waren im ersten Bild ersichtlich. Das Gefühl, *im Stich gelassen zu sein,* zeigte sich im zweiten Bild.

Aktuelle Ereignisse. Eine zweite Technik zur Schemaaktivierung ist die Besprechung aktuell belastender Ereignisse. Der Therapeut bittet den Patienten, über Ereignisse zu berichten, die belastend sind oder starke Gefühle auslösen. Durch die Hinterfragung der Bedeutung dieser Ereignisse kann der Therapeut weitere Informationen zu den Schemata erhalten.

In der dritten Sitzung berichtete Carla von extremer Wut und Verunsicherung hinsichtlich der Anforderungen ihres Jurastudiums. Die Wut komme daher, dass „ich diese Maske tragen muss, weil den Professoren alles andere egal ist“. Bei der weiteren Befragung berichtete sie, dass sie bereits ihr ganzes Leben lang eine Maske trage – bemüht, so zu sein, wie andere sie haben wollten, und nicht so, wie sie eigentlich sein wollte. Auf die Frage, wie sie wäre, wenn sie einfach sie selbst wäre, antwortete sie, dass sie es nicht wisse und es auch nicht herausfinden könne, solange sie dauernd bemüht sei, so zu sein, wie andere sie haben wollten. Die Besprechung der aktuellen Probleme – insbesondere der Maske, die sie an der Uni „tragen“ zu müssen glaubte – bestätigte die Hypothesen hinsichtlich der Schemata *Unterwerfung* und *Streben nach Zustimmung und Anerkennung*.

Alte Erinnerungen. Die dritte Technik zur Auslösung von Schemata beinhaltet, den Patienten einzuladen, Erinnerungen und belastende Ereignisse aus der Vergangenheit zu besprechen. Das Abrufen früher Kindheitserinnerungen, z.B. durch Vorstellungsübungen, erzeugt oft ein hohes Erregungsniveau. Wir gehen davon aus, dass diese frühen Erfahrungen zur Entwicklung des Schemas geführt haben. Des Weiteren bitten wir Patienten, das *Young Parenting Inventory* (YPI; Young, 1994) auszufüllen – einen Fragebogen, bei dem es um die Einschätzung ihrer Mütter und Väter geht, anhand von Verhaltensweisen, die wir für die häufigste Quelle eines jeweiligen Schemas halten. Die Besprechung der Items mit hohen Werten bietet eine weitere Möglichkeit zur Erforschung der Ursprünge der Schemata.

In der vierten Sitzung bat der Therapeut Carla, über ihre Eltern zu sprechen und darüber, wie sie in jungen Jahren mit Druck umgegangen sei. Sie berichtete, dass ihre Eltern immer die Entscheidungen für sie getroffen hätten. Als sie anfing, über ihren Alltag als Jugendliche zu berichten, wurde sie zunehmend aufgewühlter. Sie erinnerte sich, wie sie im Alter von zwölf Jahren jeden Tag neun Stunden mit Hausaufgaben zubrachte. Sie hatte in der siebten Klasse dermaßen Angst zu versagen, dass sie kein Eigenleben mehr führte. Sie erwähnte ebenfalls, dass sie als Teenager Angst davor hatte, vor den Augen ihrer Mutter erwachsen zu werden, weil es für sie so schmerzhaft gewesen war, zuzusehen, wie heftig ihr adoleszenter Bruder mit der Mutter gestritten habe. Sie sagte: „Ich wollte meine Mutter beschützen.“ Die Aktualisierung dieser Erinnerungen lieferte die Bestätigung für die Schemata *Unterwerfung und Aufopferung* sowie die Schemata *Bestrafen* und *Überhöhte Standards/Übertrieben kritische Haltung*.

Therapeutische Beziehung. Eine weitere Strategie zur Aktivierung von Schemata ist die Besprechung der therapeutischen Beziehung – das, was Analytiker unter dem Konzept der Übertragung/Gegenübertragung fassen. In der schemafokussierten Therapie achtet der Therapeut sorgfältig auf die therapeutische Beziehung, v. a. im Hinblick auf Ereignisse, die die Schemata innerhalb der Sitzung zu aktivieren scheinen. Wenn dies passiert, greift der Therapeut jene Aspekte der therapeutischen Beziehung auf, die dem Patienten Schwierigkeiten bereiten, und diskutiert sie mit ihm.

Während des zweiten, dritten und vierten Monats der Therapie mit Carla wurde der Besprechung der therapeutischen Beziehung ausgiebig Zeit gewidmet. Carla berichtete bereits in der sechsten Sitzung, sie habe Angst, vom Therapeuten abhängig zu werden und sich eines Tages nicht mehr trennen zu können. Sie berichtete auch, dass sie sich wünschte, jemand wäre für sie da, dass sie aber gleichzeitig Angst davor habe, verlassen zu werden. Carla wurde gebeten, diese Gedanken als Hausaufgaben weiter auszuführen. Hier einige Ausschnitte:

> Ich habe so oft Angst vor Ihnen – was Sie denken, was Sie mich fragen werden. Ich bete ständig, dass es jemanden gäbe, der mich und meine Gefühle wirklich verstehen könne – erst recht, weil ich es selbst nicht tue – und dass er mich nie alleine lassen würde. Aber ich bin immer allein ...
> Es tut so weh, sich jemanden zu wünschen, der sich um einen kümmert, weil es einfach nie Wirklichkeit wird. Ich fühle mich die meiste Zeit wie etwas, das einfach nervt und manchmal lästig ist ... Ich will nicht allein sein.

Diese Fokussierungen der therapeutischen Beziehung bestätigten erneut Carlas Schemata *Verlassenheit/Instabilität, Emotionale Vernachlässigung* und *Unzulänglichkeit/Scham*.

Bücher und Filme. Schemata können auch durch Bücher und Filme aktiviert werden, die zu den vermuteten Schemata einen Bezug haben. Bücher und Filme haben sich als eine sehr gute Methode bewährt, Schemata zu aktivieren, um sie dann in der nächsten Sitzung zu besprechen.

Im Verlauf von Carlas Therapie empfahl ihr der Therapeut mehrere Bücher und Filme, unter anderem *Das Drama des begabten Kindes* von Alice Miller (1981), den Film *Desert Bloom* (Corr, 1986) und *Trennung* von John Bowlby

(1973). *Das Drama des begabten Kindes* hatte der Therapeut gewählt, weil es dabei um ein Kind geht, das seine eigenen Bedürfnisse denen der Mutter unterwirft, um ihr zu gefallen. *Trennung,* weil es sich mit dem Thema des Verlassenwerdens befasst, und *Desert Bloom,* weil es um ein junges Mädchen geht, das Carla ähnlich ist. Carla beschrieb *Desert Bloom* so: „Das Kind hat sich solche Mühe gegeben, es recht zu machen, und die Mutter hat das Kind einfach nicht verstanden. Es wurde aus der Familie ausgeschlossen, einfach um den Frieden zu wahren." Carla berichtete, sie habe nach dem Film vor Hass und Wut geschäumt. Ähnlich heftige Gefühle beschrieb sie bei *Das Drama des begabten Kindes* und *Trennung*.

Gruppentherapie. Gruppentherapie ist eine ausgezeichnete Möglichkeit für die Aktivierung von Schemata, die zwischenmenschliche Ursprünge aufweisen. Der Therapeut veranlasste deshalb, dass Carla eine Gruppe besuchte, die speziell auf die Themen Intimität und zwischenmenschliche Beziehungen ausgerichtet war. Die anderen Gruppenmitglieder hatten mit ähnlichen Problemen in Bezug auf Versagen, Verlassenheit und Unterwerfung zu kämpfen. Carla und der Therapeut besprachen wöchentlich die jeweils vergangene Gruppensitzung, insbesondere im Hinblick auf Schlüsselerlebnisse oder -themen, die starke Emotionen bei Carla ausgelöst hatten.

Während der ersten Gruppensitzung war Carla komplett bewegungsunfähig, panisch und außerstande, irgendetwas zu sagen. Sie berichtete, dass sie Angst gehabt habe, ihre Gefühle würden außer Kontrolle geraten, dass sie in der Gruppe angegriffen würde und dass sie sich ihrer Selbst geschämt habe. Sie sagte, „Mich hält niemand aus."

In einer späteren Gruppensitzung war sie extrem bestürzt als ein anderes Gruppenmitglied beschrieb, wie es als Kind von seinen Eltern gezwungen wurde, Dinge zu tun, die es nicht tun wollte. Carla machte dem Therapeuten gegenüber die Bemerkung: „Kontakt ist nur dann möglich, wenn man nach deren Maßstäben lebt." Diese Sitzung führte dazu, dass Carlas Schema über eine ganze Woche hinweg aktiviert war und sie sich von ihrer Familie kontrolliert und gezwungen fühlte, sich deren Erwartungen unterzuordnen. Sie litt andauernd unter Wut und Angst. Diese Gruppenerfahrungen bekräftigten aufs Neue die Bedeutung der Schemata *Unterwerfung* und *Unzulänglichkeit/Scham*.

Träume. Träume sind eine weitere hilfreiche Technik zur Auslösung von Schemata. In einer der ersten Sitzungen hatte Carla berichtet, wiederholt unter Albträumen zu leiden. Sie träumte jede Nacht, dass ihre Mutter sie in einem merkwürdigen Haus zurückließ, dass ihre Mutter sehr wütend auf sie war und dass sie nicht ordentlich aufgeräumt hatte. Träume wie diese bestätigten die Schemata *Verlassenheit/Instabilität, Bestrafen* und *Überhöhte Standards/Übertrieben kritische Haltung*.

Hausaufgaben. Zu guter Letzt können Hausaufgaben zur Schemaaktivierung genutzt werden, indem die Patienten gebeten werden, etwas zu einem bestimmten schemabedingten Thema zu schreiben oder ein Schematagebuch (Young, 1993) zu führen.

Im dritten Monat der Therapie bat der Therapeut Carla, mit dem Schematagebuch anzufangen, in welches sie ihre Gedanken und Gefühle eintragen sollte, wann immer sie sich besonders aufregte. Einmal berichtete sie von Panik und Nervosität und dass sie fürchtete, jeglichen Halt zu verlieren. Sie schrieb Folgendes:

> Ich will doch nur ein guter Mensch sein. Ich will lieben und wiedergeliebt werden, und ich will diese Liebe nicht wieder verlieren oder aufgeben müssen. Ich mache ständig Fehler und verletze damit die, die sich am meisten um mich sorgen.
>
> Ich bin einfach nicht so liebenswert wie andere Leute. Alle sind so enttäuscht von mir und so wütend auf mich und ich bin es auch. Ich weiß, dass andere Leute mich auch hassen, sich wünschen, ich wär nicht da. Ich will, dass mich jemand festhält, aber es ist niemand da. Und auch wenn jemand da wäre, würde ich ihn nicht belästigen oder ihm auf die Nerven gehen wollen.

In diesem Tagebuchausschnitt beschreibt Carla eindrücklich Schemata, die mit *Unzulänglichkeit/Scham, Verlassenheit/Instabilität, Aufopferung, Emotionale Vernachlässigung* und *Bestrafen* zu tun haben.

Schemavermeidung konfrontieren

Die meisten Patienten mit Persönlichkeitsstörungen zeigen irgendeine Art von Schemavermeidung. Mit dieser Schemavermeidung versucht der Patient normalerweise, die starke emotionale Intensität und das Unwohlsein zu vermeiden, das bei der Aktivierung eines Schemas erlebt wird. Es ist wichtig, zu erkennen, wann ein Patient ein Symptom aufweist, das Teil eines Schemas ist, und wann ein Patient ein Symptom zeigt, das primär Ausdruck von Schemavermeidung ist.

Zwei Merkmale können zur Unterscheidung von Schemavermeidung und dem eigentlichen Schema herangezogen werden:

Wenn ein Patient Symptome oder Emotionen erlebt, sie jedoch keinem bestimmten Inhalt zuordnen kann, dann ist das normalerweise typisch für Schemavermeidung. Carla erlebte oft Gefühle von Angst, Traurigkeit oder Wut, ohne jedoch berichten zu können, was sie ängstlich, traurig oder wütend machte.

Ein weiteres Identifizierungsmerkmal von Schemavermeidung ist das Vorhandensein von somatischen Symptomen wie Schwindel, Schwäche, Fieber, Depersonalisationserleben und Benommenheit anstelle „primärer" Emotionen wie Wut, Angst, Traurigkeit oder Schuld. Diffuse somatische Symptome sind sehr oft Indikatoren für Schemavermeidung.

In Carlas Fall beobachtete der Therapeut häufig, dass, sobald das Thema Verlassenheit angesprochen wurde, Carla begann über Gefühle von Kälte oder Schwindel zu berichten. Manchmal dissoziierte sie und konnte die Sitzung nicht mehr fortführen.

Dies stellte vor allem im dritten Monat der Therapie ein Problem dar. Carla erstarrte oft und konnte für bis zu 20 Minuten nicht mehr sprechen, weil die besprochenen Inhalte zu schmerzhaft waren, um sie länger auszuhalten. Carla gab während dieser langen Zeitspannen des Schweigens an, nicht zu wissen, woran sie gerade dachte, nannte aber Gefühle von Selbstentfremdung, Kälte oder Schwindel sowie den Drang, aus der Sitzung zu flüchten.

Diese Symptome sind alle Hinweise auf Schemavermeidung. Die Exploration der Themen, die in Momenten der Schemavermeidung besprochen wurden, erlaubt Rückschlüsse auf Bereiche, die für die zentralen Schemata relevant sein dürften.

Wenn der Therapeut erkennt, dass Schemavermeidung stattfindet, ist es überaus wichtig, den Patienten anzuhalten, sich mit den Gedanken, Bildern und Emotionen zu konfrontieren, die mit dem Schema verknüpft sind, und nicht vor ihnen zu flüchten. (Dies wird bei den zerbrechlicheren Patienten mit einem niedrigeren Funktionsniveau allerdings nicht immer möglich sein.) Dies kann dadurch leichter erzielt werden, indem die Vor- und Nachteile einer Konfrontation der belastenden Themen mit dem Patienten besprochen werden.

Jedes Mal, wenn Carla anfing zu frieren oder von Schwindel oder Depersonalisationserlebnissen zu berichten, fragte sie der Therapeut, woran sie gedacht hätte, kurz bevor sie zu dissoziieren begann. Wenn sie antwortete, sie wisse es nicht mehr, rief er ihr ins Gedächtnis, worüber sie gesprochen hatten, und beharrte darauf, dass sie das Thema wiederaufnehme. Er drängte sie außerdem dazu, sich auf ein inneres Bild zu konzentrieren, von dem er aus früheren Sequenzen wusste, dass es das Schema wieder aktivieren könne. Wenn Carla den Wunsch äußerte zu flüchten, wies sie der Therapeut darauf hin, dass eine Flucht den Prozess lediglich in die Länge ziehen und verhindern würde, die Themen anzugehen, die für sie so wichtig waren.

Nach wiederholten Konfrontationen durch den Therapeuten ist es dem Patienten oft möglich, sich dem Schema wieder zuzuwenden und sich erneut mit dessen Inhalten auseinanderzusetzen. Der Therapeut sollte dem Patienten helfen zu erkennen, dass der kurzfristige Schmerz des Schemaerlebens viel geringer ist im Vergleich zum langfristigen Nutzen der Akzeptierung des Schemas und der Arbeit an dessen Veränderung.

Sechs Monate nach Beginn der Therapie mit Carla waren die meisten Aspekte in Verbindung mit ihren Schemata, inklusive früher Erinnerungen und Problemen in Zusammenhang mit der therapeutischen Beziehung, diskutiert und von ihr erfahren worden. Viele der somatischen Symptome verschwanden vollständig. Insbesondere der Schwindel, die Schwäche, das Frieren, das Fieber, die Depersonalisation und die Benommenheit fielen weg. Ihre primären Emotionen – nämlich Angst, Wut, Traurigkeit und Schuld – blieben. Nun war sie in der Lage, die Ereignisse in Vergangenheit und Gegenwart zu identifizieren, die diese Gefühle aktivierten, und sie konnte erkennen, wie ihre Interpretationen vergangener und aktueller Ereignisse mit diesen Gefühlen verknüpft waren.

Schemagetriebenes Verhalten identifizieren

Der sechste Schritt zur Identifizierung von Schemata ist das Erkennen von schemagetriebenen Verhaltensweisen. Wie bereits erwähnt ist einer der Gründe, warum frühe Schemata derart häufig maladaptiv sind, dass Patienten selbstschädigende Verhaltensmuster entwickeln, welche die Schemata verstärken. Diese Verhaltensweisen haben Patienten eingesetzt (gestützt auf schemagenerierten Selbstwahrnehmungen), um mit Problemen ihrer Umwelt fertig zu werden und sich ihr anzupassen. Jedes schemagetriebene Verhalten kann gemäß seiner Funktion als Schemaaufrechterhaltung, -vermeidung oder -kompensation eingestuft werden.

Diese Verhaltensweisen halten das Schema einerseits intakt, erlauben dem Patienten die Vermeidung von Schemaaktivierung und ermöglichen es ihm außerdem, im Leben mit einem Minimum an Leidensdruck zu funktionieren.

Schemagetriebene Verhaltensweisen sorgen daher für die Aufrechterhaltung eines für den Patienten unsicheren Gleichgewichts. In dieser Hinsicht ergeben sich Parallelen zum Konzept der Psychosen: Es handelt sich um intermittierend verstärkte Reaktionen.

Positiv betrachtet vermeidet der Patient damit das schmerzhafte Gefühl, das mit dem Schema verknüpft ist, und er kommt dadurch im Leben normalerweise einigermaßen zurecht. Auf der anderen Seite jedoch wird das Schema nie wirklich verändert, und damit bleibt der Patient anfällig für Trigger-Ereignisse, die das unsichere Gleichgewicht zwischen Bewältigung und Nichtbewältigung stören können. Außerdem führen diese Verhaltensweisen oft zur Vermeidung wichtiger Lebensaufgaben wie nahe Beziehungen eingehen zu können oder sich beruflichen Herausforderungen zu stellen.

Die Identifizierung schemagetriebenen Verhaltens erfordert eine sorgfältige Analyse der in den spezifischen Problembereichen aktivierten Verhaltensweisen. Sind diese Verhaltensweisen einmal identifiziert, spricht sie der Therapeut mit dem Patienten zusammen durch und holt dessen Feedback dazu ein.

Liebesbeziehungen vermied Carla entweder ganz oder sie beendete sie rasch, sobald sich mehr Nähe einstellte. Dieses Verhalten entwickelte sie, um mit den Schemata *Unzulänglichkeit/Scham* und *Verlassenheit/Instabilität* fertigzuwerden. Carla war derart davon überzeugt, dass sie nicht liebenswert sei und dass ein Partner sie umgehend verlassen würde, sobald er sie näher kennenlernte, dass es ihr unmöglich war, Beziehungen aufrechtzuerhalten.

Tabelle 3 (S. 57) veranschaulicht Carlas Problembereiche, die für sie relevanten Schemata sowie die schemagetriebenen Verhaltensweisen. Wichtig ist dabei, dass für einen bestimmten Lebensbereich mehrere Schemata relevant sein können. Aber ein Schema kann auch nur Auswirkungen auf einen einzigen Lebensbereich haben, ohne weitere Problembereiche zu tangieren.

Den Patienten in Schemabegriffen konzeptualisieren

Die Schritte sieben und acht beinhalten beide die Konzeptualisierung des Patienten in Schemabegriffen. Zunächst muss der Therapeut die durch die vorangegangenen Schritte gewonnenen Informationen miteinander verknüpfen und sodann Verbindungen herstellen zwischen den Schemata, Emotionen, aktuellen Auslösern, der therapeutischen Beziehung und den Schemaursprüngen in der Vergangenheit.

Tabelle 3: *Fallbeispiel zur Illustration der Zusammenhänge zwischen Problembereichen, Schemata und schemagetriebenen Verhaltensweisen*

Problembereiche	Schemata	Schemagetriebene Verhaltensweisen
Liebesbeziehungen	Verlassenheit/Instabilität Unzulänglichkeit/Scham	Geht Männern aus dem Weg. Beendet Beziehungen, sobald sie Nähe zu spüren beginnt. (Schemavermeidung)
Universitäre Leistungen und Verhalten	Unterwerfung Überhöhte Standards/Übertrieben kritische Haltung	Ist ständig am Lernen. Keine Zeit für Vergnügungen. Tut alles, was Professoren von ihr erwarten. (Schemaaufrechterhaltung)
Familiäre Beziehungen	Alle ihre Schemata	Versucht ständig den Erwartungen der Eltern gerecht zu werden. Unterdrückt eigene Emotionen und Bedürfnisse. (Schemaaufrechterhaltung)
Therapeutische Beziehung	Verlassenheit/Instabilität Emotionale Vernachlässigung Unzulänglichkeit/Scham Unterwerfung (der eigenen Gefühle)	Versucht ständig dem Therapeuten zu gefallen. Bedankt sich übermäßig beim Therapeuten. Entschuldigt sich dafür, keine gute Patientin zu sein. Versucht Ärger und Weinen während der Sitzung zu vermeiden. Macht sich exzessive Sorgen, vom Therapeuten im Stich gelassen zu werden, v. a. wenn er in Urlaub fährt. (Schemaaufrechterhaltung)

Sobald der Therapeut die Schemata identifizieren kann und sieht, wie sie sich in Vergangenheit und Gegenwart manifestieren, fasst er die Ergebnisse für den Patienten zusammen und bittet um sein Feedback. Die Schemata werden daran anschließend in ihrer Beschreibung solange feingestimmt, bis Patient und Therapeut sich einig sind, dass die Formulierungen genau zutreffen. Tabelle 4 (S. 60) beschreibt die Schemata, wie sie der Therapeut nach Rücksprache mit Carla für sie skizzierte.

Im letzten Schritt geht es um die Differenzierung zwischen primären, sekundären und gekoppelten Schemata. Dazu muss der Therapeut verstehen, wie alle relevanten Schemata zusammenhängen.

Das erste Ziel ist die Identifizierung der ein bis zwei zentralen oder primären Schemata. Im Allgemeinen werden diese im nachfolgend beschriebenen Veränderungsprozess zuerst ins Visier genommen. Diese zentralen Schemata werden herausgearbeitet, indem besonders auf Ereignisse geachtet wird, die ein hohes Maß an Emotionalität auslösen, des Weiteren auf die gravierendsten und beständigsten Lebensprobleme des Patienten sowie auf die frühen Auslöser seines seelischen Leids.

Primäre Schemata werden anhand dreier Kriterien identifiziert: *Erstens* löst ein primäres Schema in aller Regel ein Höchstmaß an Emotionen aus. *Zweitens* ist ein primäres Schema fast immer eng verknüpft mit den belastendsten, tief greifendsten und beständigsten Problemen, unter denen der Patient leidet. *Drittens* sind zentrale Schemata meist eng gekoppelt an die gravierendsten Entwicklungsprobleme in Zusammenhang mit Eltern, Geschwistern oder Gleichaltrigen.

Nachdem er die primären Schemata identifiziert hat, sucht der Therapeut nach anderen, die mit dem jeweiligen primären Schema *gekoppelt* sind. Ein gekoppeltes oder konditionales Schema lässt sich am besten durch seinen Bezug zu einem primären Schema beschreiben. Bei Carla zum Beispiel war das Unterwerfungsschema an das Schema Verlassenheit gekoppelt: Wenn sie den Wünschen anderer nicht entsprach, so war sie überzeugt, würden diese sich zurückziehen oder sie verlassen.

Nach Skizzierung der primären und gekoppelten Schemata identifiziert der Therapeut die sekundären Schemata. Diese sind relativ unabhängig von den primären und erscheinen weniger prioritär und auffallend. Diese sekundären Schemata werden zu einem späteren Zeitpunkt der Therapie ins Auge gefasst.

Tabelle 5 (S. 62) erläutert die Unterscheidung zwischen Carlas primären, gekoppelten und sekundären Schemata.

Tabelle 4: *Fallbeispiel zur Illustration der Zusammenhänge zwischen Schemata, Emotionen, Auslösern und Ursprüngen*

	Schemata	Emotionen	Aktuelle Auslöser	Auslöser innerhalb der therapeutischen Beziehung	Frühe Schema-Ursprünge (hypothetisch)
1.	Unterwerfung	Wut	Anpassungsdruck im Jurastudium. Rat der Eltern bzgl. Finanzen folgen müssen.	Fügt sich dem Therapeuten ständig.	Eltern wurden sehr wütend, wenn sie ihre eigenen Bedürfnisse geltend machte. Patientin beobachtete, wie die Eltern mit dem Bruder stritten, als er nach Unabhängigkeit strebte.
2.	Aufopferung Bestrafen	Schuld	Nicht zu Hause zu sein, um sich um Eltern zu kümmern. Geld der Eltern für Therapie aufbrauchend. Eltern in der Therapie kritisieren.	Angst, die Zeit des Therapeuten zu vergeuden. Unkontrollierbares Weinen in den Sitzungen (wann immer sie Fragen des Therapeuten nicht beantworten kann).	Für jeden Fehler oder jedes Weinen von Eltern bestraft worden.
3.	Überhöhte Standards	Angst/ Wut auf das Selbst	Angst, für die Uni nicht genug zu tun. Ständiges Streben nach exzellenter Leistung.	Angst, nicht rasch genug Fortschritte zu machen oder eine schlechte Patientin zu sein.	Eltern stellten unerreichbar hohe Ansprüche und wurden wütend, wenn sie ihnen nicht genügen konnte.

	Schemata	Emotionen	Aktuelle Auslöser	Auslöser innerhalb der therapeutischen Beziehung	Frühe Schema-Ursprünge (hypothetisch)
4.	Verlassenheit/Instabilität Emotionale Vernachlässigung	Einsam, traurig, verängstigt	Längere Zeiten alleine verbringen.	Ende der Therapiesitzung. Therapeut fährt in Urlaub.	Eltern überließen sie bereits in früher Kindheit verschiedenen Kindermädchen. Wenn sie weinte oder etwas falsch machte, wendete sich die Mutter ab oder redete nicht mehr mit ihr.
5.	Unzulänglichkeit/Scham	Beschämt, hoffnungslos	Beim Gedanken an Verabredungen mit Männern oder eine Party zu besuchen.	Den Kopf gesenkt halten, damit der Therapeut ihr „hässliches Gesicht“ nicht sieht.	Mutter ritt ständig auf ihren körperlichen Makeln herum, besonders den Gewichtsproblemen.

Tabelle 5: *Fallbeispiel zu primären, sekundären und gekoppelten Schemata*

	Schemata	**Schema-Klassifizierung**	**Erklärung**
1.	Verlassenheit/ Instabilität	Primär	Eltern ließen sie als Kind so oft allein, dass sie nie ein Gefühl stabiler Bindung entwickelte.
2.	Unterwerfung, Aufopferung	Primär an Verlassenheit gekoppelt	Ihr wurden Schuldgefühle gemacht, wenn sie ihre eigenen Bedürfnisse geltend machte. Eltern zogen sich zurück und ließen sie allein, wenn sie sich nicht fügte.
3.	Unzulänglichkeit/Scham	Primär an Verlassenheit gekoppelt	Patientin wurde ihres Aussehens wegen durch die ständige Kritik der Mutter beschämt. Dies führte später zum Gefühl, für Männer unattraktiv und nicht begehrenswert zu sein, sowie dem Gefühl, von ihnen über kurz oder lang verlassen zu werden.
4.	Emotionale Vernachlässigung	Primär	Fehlende Fürsorge und Mitgefühl trugen zu Vernachlässigungsgefühlen bei.
5.	Überhöhte Standards, Bestrafen	Sekundär	Musste den hohen elterlichen Leistungsansprüchen genügen. Patientin wurden Versagensgefühle gemacht, wenn sie nicht perfekt war. Patientin und Bruder wurden auch bei kleinsten Fehlern als böse bestraft.

Teil III

Schemafokussierte Therapie: Veränderungsstrategien

Überblick

In diesem letzten Abschnitt werden die vier Hauptinterventionen beschrieben: die kognitive, erlebnisbasierte, interpersonelle und behaviorale Technik. Im Allgemeinen werden zur Systematisierung des Schemaveränderungsprozesses zuerst *kognitive Techniken* verwendet. Wir vermitteln unseren Patienten kognitive Techniken, die es ihnen ermöglichen, Schemata zu bekämpfen, wann immer sie außerhalb einer Sitzung auftauchen. Sie lernen, ihre emotionalen Überzeugungen beharrlich und mit rationalen Argumenten zu bekämpfen. Patienten lernen außerdem, wie Schemata Informationen verzerren und damit die Intensität von Überzeugungen verstärken, die sonst als unlogisch verworfen werden würden.

Erlebnisbasierte Techniken werden in der Regel als nächste genutzt, um Schemata „aufzuweichen" und sie flexibler für Veränderung zu machen. Nach der kognitiven und der erlebnisbasierten Arbeit fokussiert der Therapeut auf *verhaltensbezogene* Veränderungen. Diese Phase ist in der Regel die längste, weil es um die Veränderung langfristiger, selbstschädigender Verhaltensmuster geht, die tief verwurzelt sind. Es ist oft leichter, Gefühle und Gedanken zu verändern als diese Verhaltensweisen wegzubekommen – zum Beispiel die Muster in der Partnerwahl oder Nähe zu anderen Menschen zulassen zu können.

Interpersonelle Techniken werden bei Patienten, deren Schemata in der therapeutischen Beziehung Ausdruck finden („Übertragung"), über den gesamten Verlauf der Therapie hinweg eingesetzt. Dies ist besonders wichtig bei Patienten mit zentralen Schemata in der Domäne Abgetrenntheit und Ablehnung, darunter Emotionale Vernachlässigung, Verlassenheit/Instabilität und Misstrauen/Missbrauch.

Wir haben die Erfahrung gemacht, dass es, unabhängig von der Therapiephase, in der sich der Patient befindet, unerlässlich ist, die Schemata zu konfrontieren, *wenn sie getriggert sind* – das heißt, wenn die mit dem Schema verknüpfte emotionale Erregung im Patienten aktiviert worden ist. Auch in der kognitiven Phase ist die Diskussion der Schemata auf abstrakte oder intellektuelle Art dann am wirkmächtigsten, wenn diese emotional aktiv sind.

Nehmen wir das Beispiel eines Patienten mit dem Schema Verlassenheit, dessen Therapeut bald in die Ferien fährt. Der Therapeut wird in einer Sitzung kurz vor seinem Urlaub wahrscheinlich mehr erreichen als zu irgendeinem anderen Zeitpunkt. Der Patient wird in dieser Sitzung vermutlich wütend, ängstlich oder deprimiert sein. Das Schema wird wahrscheinlich getriggert und damit einfacher zugänglich sein.

Der Rest des Buches widmet sich der Beschreibung der vier Interventionstechniken, wobei wir zur Veranschaulichung immer wieder auf das Beispiel von Carla zurückgreifen werden.

Kognitive Techniken

Viele der Techniken der kognitiven Kurzeittherapie können für die Schemaarbeit angepasst werden. Wir werden uns eingehend mit diesen Techniken beschäftigen und wollen damit die Bedeutung kognitiver Techniken zur Veränderung tiefer Strukturen hervorheben.

Sammeln von Beweisen, die das Schema stützen

Bevor ein Schema verändert werden kann, ist es sehr wichtig, alle Informationen zu eruieren, die ein Patient nutzt, um das Schema zu unterstützen. Patienten verfügen über die Erfahrungen eines ganzen Lebens, aus denen sie die Bestätigung ihrer Schemata schöpfen können. Um an diese Informationen heranzukommen, vollzieht der Therapeut mit dem Patienten zunächst einen Lebensrückblick. Er überprüft zunächst die Schemaursprünge in der Kindheit, indem er beim Patienten alle Erinnerungen wachruft, die mit dem Schema in Verbindung stehen könnten. Dann verfolgt der Therapeut die Entwicklung und Verstärkung des Schemas über das Jugend- und Erwachsenenalter hinweg.

Der Therapeut kann den Patienten auch bitten, den „Advokat des Teufels" zu spielen, um das Schema zu verteidigen. Er führt diese Technik ein mit den Worten: „Ich will, dass Sie das Schema verteidigen, während ich versuche Ihnen aufzuzeigen, warum ich glaube, dass das Schema nicht zutrifft. Verteidigen Sie das Schema so gut wie Sie nur können und achten Sie darauf, mir so viele Beispiele wie möglich zu nennen, um es zu untermauern."

In unserem Fallbeispiel bat der Therapeut Carla, ihre Schemata Verlassenheit/Instabilität und Unzulänglichkeit/Scham zu verteidigen. Sie lieferte ihm drei grundlegende Argumente zum Beweis, dass sie nicht liebenswert sei: Erstens waren ihre Eltern und ihr Bruder ständig wütend auf sie und kritisierten sie andauernd als Kind, und demzufolge könne sie nicht besonders liebenswert sein. Zweitens war sie von drei Partnern verlassen worden. Drittens wurde sie viel allein gelassen.

Im nächsten Schritt der Schemaveränderung beginnt der Therapeut, diese Beweise infrage zu stellen.

Kritische Überprüfung der Beweise für das Schema

In dieser Etappe ist das Ziel, jedes vom Patienten gelieferte Beweisstück durchzugehen und eine andere Betrachtungsweise derselben Information zu finden, sodass sie das Schema nicht mehr unterstützt. Der Therapeut kann die Beweise auf unterschiedliche Art und Weise entkräften. Eine Methode ist der Einsatz von *kollaborativem Empirismus* oder *geleitetem Entdecken,* um den Patienten zu helfen, selbst zu erkennen, dass das Schema nicht zutrifft. Manchmal wird der Therapeut ein konfrontativeres Vorgehen nutzen müssen, je nachdem, wie stark die Prozesse der Schemaaufrechterhaltung zu wirken scheinen.

Bei der Arbeit mit frühen Schemata nutzt der Therapeut eine Technik, die wir *empathische Konfrontation* oder *empathische Realitätsüberprüfung* nennen. Der Therapeut achtet in seiner Arbeit mit dem Patienten stets darauf, die Balance zu halten zwischen Empathie angesichts des schemabedingten Schmerzes und der Konfrontation mit Beweisen, die das Schema widerlegen. Wenn der Therapeut zu konfrontativ ist, wird der Patient die erbrachten Gegenbeweise ignorieren mit der Begründung, der Therapeut verstehe nicht wirklich, wie er sich fühle.

Eine Methode zur Widerlegung von Beweisen ist die *Erklärung früher familiärer Erfahrungen als Abbild der maladaptiven Maßstäbe und Erwartungen der Eltern.* Wir betonen, dass sich die Ansprüche der Eltern nicht auf Personen außerhalb der Familie übertragen lassen wie zum Beispiel Lehrer, Vorgesetzte oder Freunde. Andere familiäre Beweise können durch die Erläuterung der psychologischen Dysfunktionalität des entsprechenden Elternteils, des Ehepaars oder des Familiensystems widerlegt werden. Der Therapeut weist darauf hin, dass Kinder oft eine Rolle innerhalb der eigenen Familie zugeschrieben bekommen, die nicht zu deren Bestem ist, sondern wahrscheinlich einem psychischen Bedürfnis eines oder beider Elternteile dient. Diese Rolle ist nicht Ausdruck irgendeines dem Kind anhaftenden Mangels, sondern vielmehr das Resultat einer verzerrten Familiendynamik. Der Therapeut kann die Rolle der einzelnen Familienmitglieder mit dem Patienten zusammen untersuchen, bis es gelingt, dem Patienten zu einer realistischeren Sicht des frühen Familienlebens zu verhelfen. Am Ende dieses Prozesses, so hofft der Therapeut, wird der Patient Trauer oder Ärger spüren angesichts dessen, was ihm in der Kindheit passiert ist, anstatt zu glauben, diese frühen Erfahrungen seien Beweis dafür, dass er schlecht, voller Fehler, inkompetent oder nicht liebenswert sei.

In Carlas Fall kamen sie und der Therapeut nach Beurteilung der einzelnen Familienmitglieder zu dem Schluss, dass sich die ganze Familie etwas vormachte. Im Folgenden werden einige dieser Einschätzungen wiedergegeben.

Carlas Mutter verleugnete ihr eigenes Bedürfnis nach anderen Menschen. Sie konnte keine positiven Gefühle ausdrücken, nicht einmal ihrem Ehemann gegenüber. Sie schätzte den Wert ihrer Karriere höher ein als den ihrer Kinder. Sie war allen Familienmitgliedern gegenüber kalt, nicht nur der Patientin gegenüber. Sie war eine Perfektionistin und betrachtete ihre Kinder als Plage, die sie in ihrer Karriere beeinträchtigten. Carla konnte dadurch erkennen, dass es die Mutter mit ihrer Kälte und Kritik nicht speziell auf sie abgesehen hatte, denn sie behandelte ihren Ehemann und ihren Sohn auf die gleiche Art.

Der Vater, erkannte Carla, bekam seine Bedürfnisse von seiner Frau nicht erfüllt und wendete sich mit diesen stattdessen und ungerechtfertigterweise an seine Tochter. Er wurde wütend, wenn die Patientin ihm nicht genug Liebe und Unterstützung gab. Seine Forderungen behinderten sie in ihrem Bedürfnis nach Individuation. Wie die Mutter war auch der Vater ein Perfektionist. Er war furchtbar jähzornig, was er häufig an den Kindern ausließ. Carla folgerte, dass sie unrecht hatte mit ihrer Überzeugung, ihr Vater stelle angemessene Ansprüche an sie und dass sie einfach nicht gut genug sei, diese zu erfüllen. Vielmehr verstand sie schließlich, dass ihr Vater – völlig unangebracht – versuchte, seine eigenen Bedürfnisse von ihr erfüllt zu bekommen.

Schließlich veranlasste der Therapeut eine gemeinsame Therapiesitzung mit der Patientin und ihrem Bruder. Dieser bestätigte, dass er Carla abgelehnt hatte, weil er sich bereits als Teenager um sie hatte kümmern müssen, wenn die Eltern – wie so oft – nicht zu Hause waren. Carla erkannte, dass es nicht ihre Schuld war, dass sie eine Belastung für ihren älteren Bruder dargestellt hatte. Das Problem war, dass die Eltern unangemessene Forderungen an den Bruder stellten, wodurch Carla zwischen die Fronten geriet. Sie wurde so zum Sündenbock für dessen Frust, keine Zeit mit seinen Freunden verbringen zu können.

Eine zweite Strategie zur Widerlegung von Beweisen ist, den Patienten aufzuzeigen, dass sie das Schema aufgrund der schemagetriebenen Verhaltensweisen nie einer angemessenen Überprüfung unterziehen konnten. Wir erinnern uns, dass schemagetriebene Verhaltensweisen der Schemaaufrechterhaltung dienen, weil sie den Patienten helfen, Situationen zu vermeiden, die das Schema aktivieren könnten.

Als zweites Argument, warum sie nicht liebenswert sei, nannte Carla die Tatsache, dass sie nacheinander von drei Männern verlassen worden sei. Um dieses Argument zu widerlegen, mussten sie und der Therapeut alle drei Beziehungen ganz genau anschauen. Und es gelang ihnen bald, Carlas Muster von Vermeidungsverhalten und Schemaaufrechterhaltung zu identifizieren: In allen drei Fällen handelte es sich um Männer, die auf dem Sprung waren und Carla zwangsläufig irgendwann verlassen mussten. Einmal war es ein Mann, der nur vorübergehend in der Stadt lebte, einen anderen hatte sie im Ausland getroffen, kurz vor ihrer Rückkehr nach Amerika, und im dritten Fall hatte sie eine Liaison mit einem Austauschstudenten, der bald nach Dänemark zurückkehren musste. Darüber hinaus war es jedes Mal Carla, die sich zurückzog, sobald der Mann versuchte, die Beziehung zu vertiefen. Auch wenn es letztendlich immer die Männer waren, die sie verlassen hatten, so war es doch Carla gewesen, die sich zuerst distanziert hatte. Carla erkannte, dass sie das Schema nie wirklich hatte überprüfen können. Sie hatte bereits im Vorfeld derart viele Vermeidungsstrategien angewendet, die den Aufbau wirklich naher Beziehungen verhinderten, dass die Schemaaktivierung erst gar nicht zum Einsatz kam.

Mittels dieser Intervention untersucht der Therapeut also sorgfältig die gelieferten stützenden Beweise und zeigt den Patienten auf, wie sie Situationen aus der Vergangenheit fehlinterpretiert haben, wodurch das Schema natürlich immer wieder bestätigt wurde. Am Ende dieser Phase der Schemaveränderung fangen Patienten an, eine gewisse Distanz zu ihren Schemata aufzubauen. Sie beginnen sich zu fragen, ob das Schema nicht ein für sie verheerender Mythos ist, den sie unnötig am Leben erhalten haben. Nichtsdestotrotz fühlt sich ein Schema zu diesem Zeitpunkt immer noch mächtiger an als die Gegenbeweise, die ja erst seit Kurzem gesammelt werden.

Prüfung von Beweisen, die dem Schema widersprechen

Bisher haben Therapeut und Patient die *negativen* Informationen entkräftet, die der Patient zum Beweis seines Schemas nutzt. Nun muss der Therapeut alle *positiven* Informationen über den Patienten aufbauen, die dem Schema direkt widersprechen. In Carlas Fall umfasste dies zum einen solche Beweise, die sie als leistungsfähige Person ausweisen: Situationen, in denen sie durchaus Verantwortung trägt, Bereiche, in denen sie Kompetenz und Erfolg aufweist, sowie Beispiele von ebenbürtigen Freundschaften, in denen Carla um ihrer selbst willen geschätzt wird. Es ist jedoch wichtig, dabei zu beachten, dass die Erarbeitung positiver Informationen wahrscheinlich viel schwieriger sein wird als die Erarbeitung negativer Informationen. Das selektive Vergessen positiver Informationen ist Teil der Schemaaufrechterhaltungsprozesse, die im Patienten fortwährend ablaufen.

Aufzeigen, wie der Patient Gegenbeweise missachtet

Wir gehen in der Schematherapie davon aus, dass Patienten Beweise, die gegen das Schema sprechen, ignorieren werden. Diese Missachtung ist Teil des Schemaaufrechterhaltungsprozesses. In dieser Phase der Schemaveränderung muss der Therapeut dem Patienten nun aufzeigen, wie dieser Mechanismus funktioniert.

Eine ausgezeichnete Technik dafür ist die *Point-Counterpoint-Technik (P-CP-Technik)*. Sie kann entweder in der Sitzung angewendet oder als Hausaufgabe aufgetragen werden. (Die bereits erwähnte Übung „Advokat des Teufels" ist eine Variation der Point-Counterpoint-Technik.) Der Therapeut bittet den Patienten zunächst, das Schema zu spielen. Der Therapeut nimmt die Rolle der gesunden Seite ein. Sie wechseln sich in ihrer Argumentation ab, wobei der Therapeut eine positive Aussage über den Patienten macht und der Patient diese, dem Schema entsprechend, abwertet, worauf der Therapeut argumentativ dagegenhält und so weiter. Dann tauschen sie die Rollen: Der Therapeut spielt das Schema des Patienten und der Patient den gesunden Anteil. Wenn P-CP als Hausaufgabe genutzt wird, spielt der Patient beide Anteile: das Schema und die gesunde Seite.

Bei der Anwendung dieser Technik wird in der Regel schnell klar, dass der Patient überhaupt keine Mühe hat, die Rolle des Schemas einzunehmen. Dies ist durchaus verständlich, wenn man bedenkt, dass ein Schema die Grundüberzeugungen eines ganzen Lebens verkörpert. Der Patient erkennt, wie leicht es ist, jeglichen positiven Argumenten gegen das Schema zu widersprechen. Wenn er jedoch gebeten wird, den gesunden, anpassungsfähigen Anteil zu spielen, dann bleibt der Patient meist sofort stecken. Häufig ist er nicht in der Lage zu wiederholen, was der Therapeut nur zwei Minuten zuvor gegen das Schema vorgebracht hat.

Diese Diskrepanz zwischen der Leichtigkeit, mit welcher der Patient das Schema zu spielen vermag, sowie seiner immensen Mühe, dem Schema rational zu entgegnen, ist eine enorm wertvolle Lektion. Der Patient erfährt eindrücklich, wie sehr das Schema um seinen Erhalt kämpft, auch wenn die Beweise des Gegenteils noch so überwältigend sind. Durch die dauernde Wiederholung dieser Übung, Sitzung für Sitzung, sowie durch Hausaufgaben wird der Patient immer besser in der Bekämpfung des Schemas. Er beobachtet, wie das Schema positive Informationen negiert, und lernt dann, die positiven Informationen durch Vernunft und Logik zurückzugewinnen.

Eine wichtige Variation dieser Technik ist es, den Patienten auf das Schema wütend werden zu lassen. In dieser Variante provoziert der Therapeut den Patienten, indem er das Schema in seiner extremsten und härtesten Form spielt. Der Patient versucht mit dem Schema zu kämpfen, indem er wütend wird und sich weigert, nachzugeben. Die Anreicherung der P-CP-Technik mit Emotionen macht die Schemabearbeitung noch wirkungsvoller. Wut auf das Schema zu entwickeln erzeugt scheinbar eine noch größere Distanz zwischen dem gesunden Anteil des Patienten und dem maladaptiven Schema.

Nachfolgend wird als Beispiel eine P-CP-Hausaufgabe von Carla dargestellt. Der Therapeut hatte vorgeschlagen, dass sie die Hausaufgabe auf das positive Feedback stützen sollte, das sie in ihrer Arbeit mit Kindern erhielt.

+ : Ich bin sehr liebevoll und fürsorglich, wenn ich mich beschützt fühle.
– : So verhalte ich mich nur, weil ich andere Menschen brauche.
+ : Es mag sein, dass ich andere Menschen brauche, aber das ist sicher nicht der einzige Grund, weshalb ich liebevoll bin. Ich fühle aufrichtig mit anderen mit und will ihnen nicht wehtun.
– : Aber irgendwie schaffe ich es doch immer wieder, ihnen wehzutun.
+ : Nicht ich tue ihnen weh, sondern sie sich selbst. Außerdem wird nicht jeder, der mit mir zu tun hat, verletzt, sondern nur meine Familie. Sie sind verkorkst. Ich war ihr Sündenbock, wenn irgendetwas schiefging.

Carla fängt mit positiven Argumenten an, welche sie dann negiert. Im nächsten Schritt aktiviert sie die positiven Argumente wieder, indem sie gegen die Negation argumentiert. Dieser Prozess geht so lange hin und her, bis sie die Übung mit einer positiven Aussage beenden kann.

Im Folgenden ein weiteres Beispiel einer P-CP-Übung, die Carla durchgeführt hat. Sie bezieht sich auf die Schemata Verlassenheit/Instabilität, Emotionale Vernachlässigung und Unzulänglichkeit/Scham.

– : Ich fühle mich von anderen abgeschnitten. Ich fühle mich einsam.
+ : Aber bei der Arbeit fühle ich mich nicht einsam. In nur drei Monaten habe ich einige neue Leute kennengelernt, die mir gegenüber aufgeschlossen waren. Ich weiß, die Mitarbeiter mögen mich wirklich. Ich bin ihnen wichtig und sie haben mich gern in ihrer Nähe.

– : Ich fühle mich außerhalb der Arbeit aber sehr einsam.
+ : Es braucht eben Zeit, Freundschaften aufzubauen. Es wird dauern, bis ich mich in einer neuen Gruppe von Leuten wieder sicher fühlen kann. Ich habe mit Jeffs Hilfe bereits einiges getan, um mein Leben zu verändern. Ich muss einfach Geduld haben und weiter daran arbeiten. Ich darf nicht aufgeben.

Wieder sehen wir sie mit dem Schema kämpfen: Jedes Mal ist da ein negatives Schema, das versucht zu beweisen, dass sie schlecht und nicht liebenswert sei. Im weiteren Verlauf der Therapie jedoch taucht auf einmal eine andere Seite auf, die allmählich stärker wird. Eine zu Beginn noch schwache Stimme, die versucht, sie selbst in einem positiveren Licht zu sehen.

Memo-Karten erarbeiten, die dem Schema widersprechen

Eine der effizientesten Techniken zur Veränderung von frühen Schemata ist die fortwährende Wiederholung rationaler Antworten, wann immer das Schema aktiviert ist. Eine der einfachsten Methoden, dies zu üben, ist die Entwicklung einer oder mehrerer *Memo-Karten* (Young, Wattenmaker & Wattenmaker, 1995). Eine Memo-Karte ist einfach eine Karteikarte, die üblicherweise von Patient und Therapeut gemeinsam erarbeitet wird. Auf ihr sollten die stärksten Beweise und überzeugendsten Argumente gegen das Schema vermerkt sein. Die Beweise sollten einige spezifische Gelegenheiten beschreiben, in denen das Schema nicht zugetroffen hat. Die Patienten sollten dazu angehalten werden, die Memo-Karte immer bei sich zu tragen und sie dann hervorzuholen, wenn das betreffende Schema aktiviert worden ist.

Mit der folgenden Memo-Karte greift Carla ihr eines Schema an, das besagt, sie sei ein schlechter, egoistischer Mensch, der keine Liebe verdiene:

> In einer sicheren Umgebung bin ich liebevoll und fürsorglich. Ich bemühe mich, allen Menschen und besonders Kindern gegenüber wohlwollend und großzügig zu sein. Ich versuche ganz allgemein, andere glücklich zu machen: Ich bin den Wünschen und Bedürfnissen anderer gegenüber sensibel und tue mein Möglichstes, sie zu respektieren und zu befriedigen.

Eine zweite Memo-Karte geht auf Carlas Schema ein, sie sei nicht liebenswert, weil ihre Mutter ihr gegenüber so kalt war:

> Meine Mutter kann weder mich noch sonst irgendjemanden lieben, weil sie ihr Bedürfnis nach anderen Menschen leugnet. Sie hat Angst, von anderen abhängig zu sein, von anderen kontrolliert zu werden und letzten Endes verletzt zu werden – so, wie sie als Kind verletzt worden ist ... Sie und die Menschen, die sie lieben, leiden.

Diese Memo-Karten erweisen sich fast immer als ungeheuer wertvoll für den langsamen Wandel vom rationalen Verstehen zur emotionalen Akzeptanz von gesünderen Denkmustern.

Das Schema anfechten, wann immer es innerhalb oder außerhalb der Therapiesitzung aktiviert wird

Wie bei der Erläuterung der Memo-Karten erwähnt, ist das stete Üben ein ganz entscheidender Aspekt der schemafokussierten Therapie. Wann immer wir bemerken, dass ein Schema in einer Sitzung auftaucht, weisen wir darauf hin und helfen dem Patienten, es anzufechten. Jedes Mal, wenn es außerhalb der Sitzung auftritt, soll der Patient aufschreiben, was passiert ist, und entweder eine neue rationale Antwort entwickeln oder eine Memo-Karte aus seinem „Stapel" ziehen, die für das betreffende Schema relevant sein könnte.

Erlebnisaktivierende Techniken

Einem Therapeuten stehen in der Arbeit mit seinen Patienten eine Reihe hilfreicher Techniken zur Verfügung, um die Schemata auf der emotionalen Ebene zu verändern. Die meisten dieser Techniken entstammen der Gestalttherapie und beinhalten die Aktivierung von Schemata innerhalb der Sitzung, damit stärkere Veränderungen erzielt werden können.

Eine dieser Techniken ist die *Erarbeitung imaginärer Dialoge* mit den Eltern des Patienten. Der Therapeut bittet den Patienten in der Regel, die Augen zu schließen und ein Bild seiner Mutter oder seines Vaters zu aktivieren. Nachdem der Patient kurz beschrieben hat, worum es in dem Bild geht, schlägt ihm der Therapeut vor, in einen Dialog mit dem Elternteil einzutreten und ihm dabei genau zu sagen, wie er sich fühlt und was er sich wünscht. Manchmal kann ein Patient abwechselnd sich selbst und dann seine Eltern spielen. Ein anderes Mal kann auch der Therapeut eine der Rollen übernehmen, während der Patient die andere spielt. Der Therapeut bittet den Patienten, die Augen geschlossen zu halten, um die Lebendigkeit der Bilder nicht zu verlieren. Indem Patienten ihren Eltern in der Vorstellung das sagen, was sie damals hätten sagen wollen, stellt sich meist eine Veränderung ihres Selbstbildes ein. Sie können die Rolle ihrer Eltern in Bezug auf die Aufrechterhaltung der Schemata deutlicher sehen, und indem sie den Eltern widersprechen und sich selbst verteidigen, merken sie meist, wie die Schemata langsam schwächer werden.

Eine zweite wertvolle Technik ist die *emotionale Katharsis*. Gestalttherapeuten weisen oft auf die Bedeutung unvollendeter emotionaler Aufgaben (offene Gestalten) hin. Chronische Patienten leiden aufgrund früher Lebensereignisse häufig unter Ärger und Wut, was noch nie ausgesprochen wurde. Oft leiden sie auch unter anderen schmerzhaften Erfahrungen (etwa Verlust oder Vernachlässigung in jungen Jahren), die sie sich noch nicht eingestanden, geschweige denn „betrauert“ haben. Wenn der Therapeut diese Probleme durch Vorstellungsübungen, Rollenspiele oder momentane Lebenserfahrungen aktualisiert und dem Patienten hilft, die damit einhergehenden Gefühle auszudrücken (zu „ventilieren“), werden sich die mit diesen Gefühlen einhergehenden Schemata oftmals verändern.

Bei Carla beispielsweise gab es zwei Bereiche, in denen sie eine emotionale Katharsis nötig hatte. Bei dem einen ging es um ihre Wut gegenüber ihren Eltern, weil diese sie als Kind schlecht behandelt und vernachlässigt hatten. Der Therapeut half ihr dabei, einen Brief an ihre Eltern zu schreiben, in welchem sie erklärte und anhand spezifischer Situationen verdeutlichte, wie sie sich schlecht behandelt und vernachlässigt gefühlt hatte. Der Therapeut bat sie jedoch, mit dem Absenden des Briefes zu warten, bis er Kontakt zu den Eltern aufgenommen hatte. Er bereitete die Eltern vor, indem er einige Punkte nannte, die zur Sprache kommen könnten, und fragte sie, ob sie mit einem extrem kritischen Brief ihrer Tochter umgehen könnten. Beide Eltern trauten sich dies zu, worauf er Carla bat, den Brief abzuschicken.

Es schien für den Abschluss dieses Prozesses sehr wichtig zu sein, dass Carla Gelegenheit bekam, einen Teil ihrer *berechtigten* Wut zu ventilieren, damit sie diese endlich loswerden konnte. Der Therapeut organisierte deshalb eine äußerst erfolgreiche Familiensitzung, in der die Mutter sich entschuldigte und anerkannte, dass sie tatsächlich auf all die von ihrer Tochter beschriebenen Arten vernachlässigend gewesen war, die Carla in ihrem Brief beschrieben hatte. Diese zeigte nach dieser Sitzung eine enorme Stimmungsverbesserung. Nachdem sie ihre Wut ventiliert hatte, begann die Einsicht Raum zu greifen, dass sie doch nicht das schreckliche Familienmitglied verkörpere, das ihr bisher glauben gemacht worden war.

Interpersonelle Techniken

Eine der wirksamsten Methoden zur Schemaveränderung ist der Einsatz der *therapeutischen Beziehung*. Der Therapeut achtet in seiner Arbeit ständig auf Hinweise, ob bei seinen Patienten Schemata in Zusammenhang mit seiner Person als ihr Gegenüber aktiviert werden. Wenn dies passiert, hilft der Therapeut den Patienten, ihre Gedanken anhand der direkten Therapeut-Patient-Interaktion auf ihren Realitätsgehalt hin zu überprüfen. Dies beinhaltet häufig auch Selbstoffenbarungen seitens des Therapeuten, um die kognitiven Verzerrungen seiner Patienten zu korrigieren.

In einer Sitzung erzählte Carla ihrem Therapeuten, sie glaube, er finde sie körperlich abstoßend. Der Therapeut nutzte dies als Gelegenheit, ihr Schema von Unzulänglichkeit/Scham zu hinterfragen. Er setzte die bereits beschriebene Point-Counterpoint-Technik ein. Der größte Teil der Sitzung wurde einem Dialog gewidmet, bei dem Carla von ihrem negativen Selbstbild erzählte und der Therapeut diese Sichtweise korrigierte, indem er erzählte, wie er sie körperlich wahrnahm. Sie spielte also ihr negatives Schema, während er die alternative Betrachtungsweise vertrat. Später tauschten sie die Rollen und Carla musste gegen ihr Schema, der Therapeut finde sie abstoßend, argumentieren. Am Ende der Sitzung verstand Carla, dass sie auf der Grundlage eines frühen Schemas gehandelt hatte, welches sie dazu brachte – fälschlich – zu interpretieren, was ihr Therapeut über sie dachte.

Eine weitere interpersonelle Strategie ist der *Aufbau einer therapeutischen Beziehung, die den Frühen Maladaptiven Schemata widerspricht*. Wir empfehlen im Prinzip, dass der Therapeut eine „begrenzte elterliche Fürsorge" vertreten solle. Bei gewissen Patienten wie Carla fordern wir Therapeuten auf, herauszufinden, welche kindlichen Bedürfnisse nicht befriedigt wurden, um dann den Versuch zu unternehmen, sie innerhalb der therapeutischen Beziehung, und in einem angemessenen Rahmen, zu erfüllen – ohne jedoch die Grenzen der Therapeut-Patient-Beziehung zu verletzen.

Wenn einem Patienten beispielsweise viel emotionale Vernachlässigung widerfahren ist, kann der Therapeut innerhalb gewisser Grenzen versuchen, liebevoll und fürsorglich zu sein. Das Wissen um die Schemata eines jeden Patienten kann den Therapeuten darin unterstützen, zu entscheiden, welche Aspekte des elterlichen Fürsorgeprozesses besonders wichtig sein könnten. Während der eine Patient vielleicht viel Autonomie benötigt, braucht der nächste Disziplin oder ein anderer die Bestätigung seiner Kompetenz. Bei einem weiteren Patienten ist es vielleicht wichtig, dass der Therapeut dessen Leistungsansprüche senkt. Der Prozess der begrenzten elterlichen Fürsorge ist womöglich eine der wirksamsten Methoden zur Entkräftung von Schemata.

Für Carla war es enorm wichtig zu erleben, dass ihr Therapeut stets für sie da war, wenn sie ihn brauchte, dass er ihr gegenüber weder strafend noch kritisch auftrat, dass er sich (unter Wahrung der Grenzen einer therapeutischen Beziehung) um sie bemühte und er sie gern hatte. Im sechsten Monat der Behandlung sagte Carla zu ihrem Therapeuten: „Ich weiß, dass Sie für mich da sind. Es ist für mich das erste Mal, dass jemand das für mich tut, und ich habe Angst Sie zu verlieren.“ Sie schrieb auch die folgende Memo-Karte (eine Technik, die weiter oben beschrieben wurde) als Antwort auf ihr Schema, das besagte, sie würde im Stich gelassen und für immer allein sein:

> Jeff wird mich nicht im Stich lassen. Jeff wird mir helfen, jemanden zu finden, der mich liebt und weiterhin lieben wird. Ich bin liebenswert. Ich muss lernen Männer auszusuchen, die Nähe zulassen und Verpflichtungen eingehen können. Ich werde nicht für immer allein bleiben. Ich kann Schritte einleiten, um geliebt zu werden.

Die *Erfahrungen einer Gruppentherapie* können als weitere interpersonelle Strategie eingesetzt werden, bei der eine Umgebung geschaffen wird, die Schemata entgegenwirkt und hilft, selbstschädigende interpersonelle Muster zu durchbrechen.

Wie bereits erwähnt meldete der Therapeut Carla für die Teilnahme an einer Gruppentherapie an. In der Gruppe konnte Carla erleben, welch positive Erfahrungen sie auch mit anderen, vorher fremden Leuten machen konnte. Ein Gruppenmitglied erzählte ihr, wie hilfreich und aufmerksam sie war. Carlas Therapeut teilte ihr mit, was ihm der Gruppentherapeut über sie gesagt hatte: Er nutze sie als Barometer für die Gruppe, weil sie immer spüre, wie sich die Gruppe fühlt. Dieses positive Feedback lieferte ihr Beweise für die Widerlegung ihres Schemas.

Verhaltensbezogene Techniken

Der letzte Schritt zur Veränderung von Schemata ist die *Veränderung schemagetriebener Verhaltensweisen*. Dies bedeutet, den Patienten anzuleiten, die langfristigen Verhaltensmuster zu verändern, welche seine Schemata über viele Jahre hinweg verstärkt haben.

Bei Carla beispielsweise erkannte der Therapeut bereits früh in der Therapie, dass sie potenzielle Partner durch ein Schemavermeidungsverhalten auf Distanz hielt. Carla schrieb die folgende Memo-Karte, um die Dysfunktionalität dieses Musters zu verdeutlichen:

> Ich habe das Gefühl, nicht liebenswert zu sein, weil ich als Kind so viel allein gelassen und ständig angeschrien worden bin. Weil ich glaubte, nicht liebenswert zu sein, vermied ich näheren Kontakt zu Männern oder ich wählte Männer, von denen ich wusste, dass sie keine langfristigen Bindungen eingehen konnten. Durch dieses Verhalten habe ich mein negatives Schema, nicht liebenswert zu sein, immer wieder bestätigt.

Der Therapeut arbeitete mit Carla einerseits an der Auswahl von Männern, die emotional tatsächlich verfügbar waren, und andererseits am Aufbau sozialer Fertigkeiten, um Intimität und Nähe auch in den Anfängen einer Beziehung zu ermöglichen.

Es gab viele weitere Bereiche, in denen der Therapeut Carla half, ihre maladaptiven, schemagetriebenen Verhaltensweisen zu verändern: Er ermutigte sie, ihren Ärger ihren Eltern gegenüber auszudrücken, was sie noch nie getan hatte. Außerdem ermutigte er sie, einen neuen Berufsweg einzuschlagen, der ihrem Interesse an der Arbeit mit Kindern entsprach. Dies war extrem wichtig, weil es das erste Mal in ihrem Leben war, dass sie etwas tat, was sie wirklich liebte und selbst wollte, anstatt sich zu bemühen, es anderen recht zu machen.

Carla begann ihre Emotionen in der Sitzung viel freier auszudrücken. Dabei verschwanden ihre emotionalen Symptome wie Benommenheit, Kälte und Schwindel. Bald konnte sie in einer Sitzung auch weinen, wütend oder nervös werden und das Gefühl haben, dies nicht vor ihrem Therapeuten verbergen zu müssen. Sie konnte ihn anschauen, ohne ihr Gesicht zu verstecken. Sie hörte auf, sich bei ihm zu entschuldigen oder sich für Therapiesitzungen zu bedanken.

Schließlich gelang ihr auch der Ausgleich zwischen Arbeit und Freizeit. Sie arbeitete nicht mehr 20 Stunden am Tag und sie hatte realistischere Erwartungen hinsichtlich ihrer Leistungsmöglichkeiten für die Universität. Sie trieb sich nicht mehr an, die Allerbeste sein zu müssen.

Eine weitere Strategie zur verhaltensbezogenen Veränderung ist die *Veränderung von Lebensumständen*, falls erforderlich. Es ist sehr wichtig, Änderungen der Lebensbedingungen anzuregen, wenn der Therapeut glaubt, diese Veränderungen würden zu größeren Fortschritten in der Therapie führen oder den Patienten entlasten, um sich besser auf die Therapie konzentrieren zu können. Manchmal arbeiten wir gemeinsam mit den Lebenspartnern. Manchmal ermutigen wir Patienten, zu Hause zeitweilig auszuziehen, die Verantwortung bei der Arbeit vorübergehend zu reduzieren, neue Hobbys oder sportliche Aktivitäten auszuprobieren oder neue Beziehungen und Freundschaften einzugehen.

In Carlas Fall empfahl der Therapeut eine Reihe von Veränderungen der Lebensumstände. Erstens ermutigte er sie, ihr Studium vorübergehend zu unterbrechen, weil sie zu instabil schien, sowohl die Therapie als auch die massiven Arbeitsanforderungen zu bewältigen. Er unterstützte sie des Weiteren in ihrem Wunsch, mit Kindern zu arbeiten. Der Therapeut steckte auch viel Arbeit in die Stärkung ihrer Beziehung zum Bruder und den gleichzeitigen Kontaktabbruch zu den Eltern, außer während der Familientherapiesitzungen in den ersten Therapiemonaten. Es war wichtig, einige spezifische Lebensumstände zu verändern, um es Carla zu ermöglichen, die schemafokussierte kognitive Therapie optimal zu nutzen.

Carla hatte bereits früh in der Therapie ein Interesse an der Arbeit mit Kindern bekundet. Sie hatte die Idee jedoch verworfen mit der Begründung, dass ihre Eltern es nicht billigen würden und es finanziell nicht sinnvoll sei. Der Therapeut argumentierte, dass diese Veränderungen in ihrem Leben zu Erfahrungen führen könnten, die einige Schemata widerlegen würden: Sie würde ihre eigenen Bedürfnisse nicht mehr denen der Eltern unterordnen, sie könnte Erfolg haben in einem Bereich, der ihr etwas bedeute, sie könnte Beziehungen zu Kindern und anderen Beratern aufbauen und sie hätte die Chance, besser zu verstehen, welchen Einfluss die elterliche Erziehung auf das Selbstbewusstsein von Kindern haben kann.

Der Therapeut schlug Carla vor, sich eine Tätigkeit zu suchen, bei der sie mit misshandelten und missbrauchten Kindern arbeiten würde. Das Camp wurde für Carla zu einem sehr bedeutsamen Erlebnis. Erstens konnte sie erfahren, wie gut sie in der Arbeit mit diesen Kindern war, da sie ihnen sehr liebevoll begegnete und die Kinder diese Zuneigung erwiderten. Zweitens konnte Carla durch Beobachtung der Interaktionen zwischen den Kindern und ihren Eltern viele Parallelen zu ihrer eigenen Kindheit erkennen. Diese Kinder waren eindeutig weder schlecht noch minderwertig, sie hatten lediglich Eltern, die ihren Pflichten zu wenig nachkamen. Diese Assoziationen aktivierten bei Carla enorme Wut auf ihre eigenen Eltern. Diese Wut bestärkte sie in der Ansicht, dass ihr Schema nicht zutraf, sondern dass vielmehr ihre Eltern ihr gegenüber unfair gewesen waren und sie im Prinzip misshandelt hatten.

Fazit

Die schemafokussierte Therapie unterscheidet sich in mehrfacher Hinsicht von der kognitiven Kurzzeittherapie:

1. Sie arbeitet weniger mit geleitetem Entdecken und mehr mit Konfrontation.
2. Sie legt viel mehr Gewicht auf die therapeutische Beziehung als Medium der Veränderung.
3. Sie geht von einem größeren Veränderungswiderstand aus. Daher dauert die Therapie auch länger.
4. Das emotionale Erregungsniveau ist in schemafokussierten Therapiesitzungen viel höher.
5. Der Therapeut ist viel mehr bedacht auf das Identifizieren und Überwinden von kognitiver, emotionaler und verhaltensbezogener Vermeidung.
6. In der schemafokussierten Therapie wird viel mehr Zeit verwendet auf die Identifizierung der kindlichen Ursprünge der Schemata und, damit einhergehend, auf erlebnisbasierte Techniken.

Gleichzeitig werden im schemafokussierten Ansatz die meisten der wichtigen Elemente beibehalten, die Becks Ansatz von den traditionelleren psychoanalytischen oder klientenzentrierten Therapien unterscheidet.

1. Der Therapeut ist viel aktiver.
2. Die Veränderungstechniken sind viel systematischer.
3. Es wird viel Wert gelegt auf Hausaufgaben, die Hilfe zur Selbsthilfe bieten.
4. Die therapeutische Beziehung ist eher kollaborativ als neutral.
5. Die schemafokussierte Herangehensweise ist viel schneller und direkter als in der klassischen Psychotherapie.
6. Der Therapeut geht insofern empirisch vor, als dass die Analyse von Beweisen für die Schemaveränderung entscheidend ist.

Die schemafokussierte Therapie kann daher als bedeutsame Erweiterung der kognitiven Therapie gesehen werden, die Elemente anderer Therapierichtungen integriert, um den besonderen therapeutischen Bedürfnissen schwieriger Patienten gerecht zu werden, welche unter langfristigen Persönlichkeitsstörungen oder chronischen Ängsten oder Depressionen leiden.

Anhang A

Young Schema Questionnaire (YSQ)

Langversion, zweite Ausgabe

Name ______________________________ Datum ____________________

Anleitung

Nachfolgend finden Sie verschiedene Aussagen, die man nutzen kann, um sich selbst zu beschreiben. Lesen Sie bitte jede Aussage durch und entscheiden Sie, wie gut der jeweilige Passus auf Sie zutrifft. Wenn Sie sich nicht sicher sind, entscheiden Sie lieber nach dem *Gefühl* als dem *Verstand*.

Wenn Sie wollen, formulieren Sie die Aussagen gerne so um, dass Sie noch besser auf Sie zutreffen. Wählen Sie den höchsten Wert zwischen 6 und 1, der Ihre Situation beschreibt (auch bei eventuell von Ihnen veränderten Passagen), und schreiben Sie die entsprechende Zahl in die Zeile vor der Aussage.

Bewertungsskala

1 = völlig unzutreffend
2 = überwiegend/meistens unzutreffend
3 = etwas eher zutreffend als unzutreffend
4 = manchmal/teilweise zutreffend
5 = überwiegend zutreffend
6 = genau zutreffend

Beispiel

persönliche Hinzufügung:
die mir etwas bedeuten

A. _4_ Ich sorge mich, dass die Menschen ˇ mich nicht mögen werden.

1.		Bisher hat es noch nie jemand geschafft, meine emotionalen Bedürfnisse zu stillen.
2.		Ich habe wenig Liebe und Aufmerksamkeit erhalten.
3.		Die meiste Zeit in meinem Leben hatte ich niemanden, auf dessen Rat und emotionale Unterstützung ich mich verlassen konnte.
4.		Die meiste Zeit hatte ich niemanden, der mir gegenüber fürsorglich war, sich mir gegenüber öffnete oder sich für alles, was mir passierte, wirklich interessierte.
5.		Die meiste Zeit meines Lebens hatte ich niemanden, der mir nahe sein und viel Zeit mit mir teilen wollte.
6.		Im Allgemeinen gab es niemanden, der mir Wärme, Nähe und Zuneigung gegeben hätte.
7.		Die meiste Zeit meines Lebens hatte ich nicht das Gefühl, für jemanden etwas Besonderes zu sein.
8.		Die meiste Zeit hatte ich niemanden, der mir wirklich zuhört, mich richtig versteht oder der wirklich Anteil nimmt an meinen Gefühlen und Gedanken.
9.		Ich hatte bisher selten eine starke Person an meiner Seite, die mir zuverlässig Rat und Unterstützung geboten hätte.
	*EV	
10.		Ich mache mir Sorgen, dass Personen, die ich liebe, bald sterben werden, obwohl es kaum medizinische Gründe für meine Befürchtungen gibt.
11.		Ich klammere mich an Personen, die mir nahe sind, weil ich Angst habe, dass sie mich verlassen werden.
12.		Ich mache mir Sorgen, dass Personen, denen ich mich nahe fühle, mich verlassen oder im Stich lassen werden.
13.		Ich habe das Gefühl, mir fehlt eine stabile Basis an emotionaler Unterstützung.

14.		Ich glaube nicht, dass wichtige Beziehungen halten. Ich gehe davon aus, dass sie zerbrechen werden.
15.		Ich fühle mich zu Partnern hingezogen, die nicht zuverlässig für mich da sind.
16.		Am Ende werde ich allein dastehen.
17.		Wenn ich das Gefühl bekomme, dass sich jemand von mir zurückzieht, werde ich verzweifelt.
18.		Manchmal habe ich solche Angst, dass mich andere verlassen könnten, dass ich sie vergraule.
19.		Ich gerate aus der Fassung, wenn jemand mich allein lässt, selbst wenn es nur für eine kurze Zeit ist.
20.		Ich kann mich nicht darauf verlassen, dass Menschen, die mich unterstützen, zuverlässig für mich da sein werden.
21.		Ich vermeide es, anderen wirklich nahe zu kommen, weil ich nicht sicher sein kann, dass sie immer für mich da sein werden.
22.		Es scheint, dass die mir wichtigen Personen in meinem Leben einfach kommen und gehen.
23.		Ich mache mir oft Sorgen, dass die Menschen, die ich liebe, jemanden finden, den sie lieber mögen und mich dann verlassen.
24.		Die Menschen, die mir nahe standen, waren immer unberechenbar; im einen Moment sind sie da für mich und nett zu mir; im nächsten sind sie wütend, irritiert, mit sich beschäftigt, zetteln Streit an und so weiter.
25.		Ich brauche andere Menschen so sehr, dass ich Angst habe, sie zu verlieren.
26.		Ich fühle mich so hilflos ohne Menschen, die mich beschützen, dass ich Angst habe, sie zu verlieren.
27.		Ich darf nicht ich selbst sein oder ausdrücken, was ich wirklich fühle, weil mich die anderen sonst verlassen.
	*VI	

28.		Ich habe das Gefühl, dass andere mich ausnutzen werden.
29.		Ich habe oft das Gefühl, dass ich mich vor anderen schützen muss.
30.		Ich habe das Gefühl, ich muss in Gegenwart anderer ständig wachsam sein, weil sie mich sonst absichtlich verletzen.
31.		Wenn jemand nett zu mir ist, vermute ich, dass er irgendetwas im Schilde führt.
32.		Es ist nur eine Frage der Zeit, bis mich jemand hintergeht.
33.		Die meisten Menschen denken nur an sich.
34.		Ich habe große Mühe, anderen zu vertrauen.
35.		Ich bin den Absichten anderer gegenüber misstrauisch.
36.		Andere Menschen sind selten ehrlich; sie sind meist nicht, was sie zu sein scheinen.
37.		Ich bin meist auf der Hut vor den versteckten Absichten anderer.
38.		Wenn ich das Gefühl habe, jemand will mir wehtun, dann versuche ich ihm darin zuvorzukommen.
39.		Andere müssen sich mir erst einmal beweisen, bevor ich ihnen trauen kann.
40.		Ich denke mir „Tests“ für andere aus, um herauszufinden, ob sie die Wahrheit sagen und mir wohlgesinnt sind.
41.		Ich glaube, wenn man nicht selbst die Kontrolle übernimmt, wird man selbst kontrolliert.
42.		Ich werde wütend, wenn ich daran denke, wie ich mein ganzes Leben von anderen schlecht behandelt wurde.
43.		Mein ganzes Leben wurde ich von mir nahestehenden Leuten ausgenutzt oder für deren Zwecke missbraucht.
44.		Ich bin von wichtigen Menschen in meinem Leben körperlich, emotional oder sexuell missbraucht worden.
	*MM	

45.		Ich habe das Gefühl, ich passe einfach nicht zu den anderen.
46.		Ich bin grundsätzlich anders als andere.
47.		Ich gehöre nicht dazu; ich bin ein Einzelgänger.
48.		Ich fühle mich anderen gegenüber fremd.
49.		Ich fühle mich isoliert und allein.
50.		Ich habe immer das Gefühl, außerhalb einer Gruppe zu stehen.
51.		Niemand versteht mich wirklich.
52.		Meine Familie war immer anders als andere Familien um uns herum.
53.		Manchmal fühle ich mich wie ein Außerirdischer.
54.		Wenn ich morgen verschwinden würde, es würde niemandem auffallen.
	*SI	
55.		Niemand, den ich begehre, könnte mich lieben, wenn er oder sie meine Fehler kennen würde.
56.		Keiner, den ich begehre, würde mich in seiner Nähe haben wollen, wenn er mein wahres Ich kennen würde.
57.		Ich bin grundsätzlich unzulänglich und voller Fehler.
58.		Egal wie sehr ich mich auch bemühe, ich glaube nicht, dass ich fähig bin, eine mir bedeutsame Person dazu zu bringen, mich zu respektieren oder wertzuschätzen.
59.		Ich bin die Liebe, Aufmerksamkeit und den Respekt anderer einfach nicht wert.
60.		Ich habe das Gefühl, nicht liebenswert zu sein.
61.		Ich kann mich anderen gegenüber nicht offenbaren, weil ich einfach nicht zumutbar bin.

62.		Wenn andere meine grundlegenden Mängel herausfinden würden, könnte ich ihnen nicht mehr in die Augen sehen.
63.		Wenn andere mich mögen, halte ich sie zum Narren.
64.		Ich mache oft die Erfahrung, dass ich mich zu Leuten hingezogen fühle, die sehr kritisch sind oder mich ablehnen.
65.		Ich habe tiefe Geheimnisse, von denen mir nahestehende Menschen nicht erfahren dürfen.
66.		Es ist meine Schuld, dass mich meine Eltern nicht genug lieben konnten.
67.		Ich zeige niemandem mein wahres Ich.
68.		Eine meiner größten Ängste ist, dass meine Fehler aufgedeckt werden.
69.		Ich kann nicht verstehen, wie man mich lieben kann.
	*US	
70.		Ich bin sexuell nicht attraktiv.
71.		Ich bin zu dick.
72.		Ich bin hässlich.
73.		Ich bin unfähig, eine angemessene Unterhaltung zu führen.
74.		Ich bin in sozialen Situationen öde und langweilig.
75.		Leute, die ich wertschätze, würden sich aufgrund meines sozialen Status nicht mit mir abgeben (z.B. Einkommen, Bildungsniveau, Karriere).
76.		Ich weiß in sozialen Situationen nie etwas zu sagen.
77.		Andere wollen mich in ihren Gruppen nicht dabei haben.
78.		Ich bin in Gegenwart anderer sehr befangen.
	*UN	

79.		Fast nichts von dem, was ich bei der Arbeit (oder in der Schule) leiste, kann sich mit dem messen, was andere können.
80.		Ich bin, was Leistung anbelangt, einfach unfähig.
81.		Die meisten Leute sind bezüglich Arbeit und Erfolg besser als ich.
82.		Ich bin ein Versager/eine Versagerin.
83.		Ich bin für meine Arbeit weniger begabt als die meisten anderen.
84.		Ich bin bei der Arbeit (oder in der Schule) weniger intelligent als die meisten anderen.
85.		Ich schäme mich für mein Versagen und für meine Unzulänglichkeiten bei der Arbeit.
86.		Ich bin in Gegenwart anderer oft verlegen, weil ich im Leben so viel weniger erreicht habe.
87.		Ich vergleiche meine Leistungen oft mit denen anderer und finde, dass sie viel erfolgreicher sind als ich.
	*VE	
88.		Ich fühle mich nicht fähig, im Alltag allein zurechtzukommen.
89.		Ich brauche die Hilfe anderer, um im Alltag klarzukommen.
90.		Ich habe nicht das Gefühl, dass ich allein besonders gut zurechtkomme.
91.		Ich glaube, dass andere besser für mich sorgen können, als ich es kann.
92.		Außerhalb der Arbeit habe ich Mühe, neue Aufgaben anzupacken, wenn mir keiner dabei hilft.
93.		Ich empfinde mich als abhängige Person, wenn es um die normalen Erfordernisse des Alltags geht.

94.		Ich vermassle alles, was ich anpacke, auch außerhalb der Arbeit (oder Schule).
95.		Ich bin in vielen Lebensbereichen unbrauchbar.
96.		Wenn ich mich im Alltag auf mein eigenes Urteilsvermögen verlasse, treffe ich die falsche Entscheidung.
97.		Mir fehlt es an gesundem Menschenverstand.
98.		Auf mein Urteilsvermögen kann man sich in Alltagssituationen nicht verlassen.
99.		Ich habe kein Vertrauen in meine Fähigkeit, Alltagsprobleme zu lösen.
100.		Ich habe das Gefühl, ich brauche jemanden, auf dessen Rat ich mich in praktischen Fragen verlassen kann.
101.		Ich fühle mich eher wie ein Kind als ein Erwachsener, wenn es um die Bewältigung von Alltagspflichten geht.
102.		Ich fühle mich den Anforderungen des täglichen Lebens nicht gewachsen.
	*AI	
103.		Ich kann mich dem Gefühl nicht entziehen, dass sich bald etwas Schlimmes ereignen wird.
104.		Ich habe das Gefühl, dass jederzeit eine Katastrophe eintreten kann (Umweltkatastrophen, Verbrechen, finanzielle oder gesundheitliche Katastrophen).
105.		Ich habe Angst, obdachlos zu werden und auf der Straße zu landen.
106.		Ich habe Angst, überfallen zu werden.
107.		Ich glaube, ich muss bei Geldangelegenheiten sehr vorsichtig sein, damit ich nicht plötzlich vor dem Nichts stehe.
108.		Ich treffe viele Vorsichtsmaßnahmen, um nicht krank zu werden oder eine Verletzung zu erleiden.

109.		Ich habe Angst, all mein Geld zu verlieren und mittellos zu werden.
110.		Ich mache mir Sorgen, ich könnte unter einer schweren Krankheit leiden, auch wenn von einem Arzt nichts dergleichen diagnostiziert wurde.
111.		Ich bin eine ängstliche Person.
112.		Ich mache mir oft Sorgen um all die schlimmen Dinge, die in der Welt geschehen: Kriminalität, Krieg, Umweltzerstörung etc.
113.		Ich habe oft das Gefühl, ich könnte wahnsinnig werden.
114.		Ich habe oft das Gefühl, ich könnte eine Panikattacke erleiden.
115.		Ich mache mir oft Sorgen, ich könnte einen Herzinfarkt erleiden, auch wenn es medizinisch kaum Grund zu dieser Annahme gibt.
116.		Ich habe das Gefühl, die Welt ist bedrohlich.
	*ASK	
117.		Im Vergleich zu anderen Leuten meines Alters ist mir die Loslösung von meinen Eltern nicht so gut gelungen.
118.		Meine Eltern und ich neigen dazu, uns gegenseitig zu sehr in unsere Probleme zu verwickeln.
119.		Es ist für mich und meine Eltern schwer, einander ganz persönliche Dinge zu erzählen, ohne dass wir uns schlecht oder schuldig fühlen.
120.		Meine Eltern und ich müssen fast jeden Tag miteinander reden, sonst fühlt sich einer von uns schuldig, verletzt, enttäuscht oder einsam.
121.		Ich habe oft das Gefühl, dass ich keine eigenständige, d. h., von meinen Eltern oder meinem Partner unabhängige Identität habe.
122.		Ich habe oft das Gefühl, dass meine Eltern für mich und durch mich leben – ich habe kein eigenes Leben.

123.		Es ist für mich sehr schwierig, Distanz zu mir nahestehenden Personen zu wahren. Es fällt mir schwer, mich eigenständig zu fühlen.
124.		Ich bin so sehr mit meinem Partner oder meinen Eltern verbunden, dass ich nicht wirklich weiß, wer ich bin oder was ich will.
125.		Ich habe Mühe, meinen eigenen Standpunkt oder meine eigene Meinung von denjenigen meines Partners oder meiner Eltern zu trennen.
126.		Ich habe in Bezug auf meine Eltern oder meinen Partner oft das Gefühl, keine Privatsphäre zu haben.
127.		Ich glaube, meine Eltern wären verletzt, wenn ich nicht mehr bei ihnen, sondern allein wohnen würde.
	*VS	
128.		Ich muss anderen ihren Willen lassen, weil ich Angst vor den Konsequenzen habe.
129.		Ich glaube, wenn ich das tue, was ich will, gibt es nur Ärger.
130.		Ich habe das Gefühl, dass ich keine andere Wahl habe, als mich den Wünschen anderer zu fügen, weil sie sich sonst querstellen oder mich zurückweisen würden.
131.		In Beziehungen überlasse ich meinem Partner das letzte Wort.
132.		Ich habe bisher immer andere für mich entscheiden lassen, weshalb ich nicht wirklich weiß, was ich selbst will.
133.		Ich habe das Gefühl, dass ich die wirklich wichtigen Entscheidungen in meinem Leben nicht selbst getroffen habe.
134.		Ich mache mir oft Gedanken darum, wie ich es anderen recht machen kann, damit sie mich nicht ablehnen.
135.		Es fällt mir sehr schwer einzufordern, dass meine Rechte und meine Gefühle respektiert werden.

136.		Anstatt meinen Ärger offen zu zeigen, zahle ich es anderen lieber versteckt heim.
137.		Ich bemühe mich viel mehr als andere, Konflikten aus dem Weg zu gehen.
	*UW	
138.		Ich stelle die Bedürfnisse anderer über meine eigenen, sonst fühle ich mich schuldig.
139.		Ich fühle mich schuldig, wenn ich andere hängen lasse oder enttäusche.
140.		Ich tue für andere mehr, als ich zurückbekomme.
141.		Letztendlich bin meist ich derjenige/diejenige, der/die sich um die Leute um mich herum kümmert.
142.		Es gibt fast nichts, was ich nicht ertragen würde, wenn ich jemanden liebe.
143.		Ich bin ein guter Mensch, weil ich mehr an andere denke als an mich selbst.
144.		Bei der Arbeit bin ich meist derjenige/diejenige, der/die freiwillig zusätzliche Aufgaben übernimmt oder mehr Zeit investiert.
145.		Ganz egal wie beschäftigt ich bin, ich habe immer Zeit für andere.
146.		Ich kann mit sehr wenig auskommen, da meine Ansprüche nicht allzu groß sind.
147.		Ich bin nur dann glücklich, wenn es den Leuten um mich herum gut geht.
148.		Ich bin so damit beschäftigt, mich um die Leute um mich herum zu kümmern, dass ich wenig Zeit für mich selbst habe.
149.		Ich bin schon immer derjenige/diejenige gewesen, der/die sich die Probleme anderer anhört.
150.		Ich fühle mich wohler damit, ein Geschenk zu machen als eines zu erhalten.

151.		Andere Leute sagen, ich tue zuviel für andere und zu wenig für mich.
152.		Egal wie viel ich auch gebe – es ist nie genug.
153.		Wenn ich tue, was ich will, fühle ich mich sehr unwohl.
154.		Es fällt mir sehr schwer, andere darum zu bitten, sich um meine Bedürfnisse zu kümmern.
	*AO	
155.		Ich habe Angst, die Kontrolle über meine Handlungen zu verlieren.
156.		Ich habe Angst, ich könnte jemandem ernsthaft körperlich oder emotional schaden, wenn mein Ärger außer Kontrolle geraten würde.
157.		Ich glaube, ich muss meine Emotionen und Impulse kontrollieren, sonst könnte etwas Schlimmes passieren.
158.		In mir staut sich oft eine Menge Wut und Ärger an, was ich dann nicht ausdrücken kann.
159.		Ich bin zu unsicher, um anderen Leuten gegenüber positive Gefühle zu zeigen (z.B. Zuneigung, Aufmerksamkeit).
160.		Ich finde es peinlich, anderen meine Gefühle zu zeigen.
161.		Es fällt mir schwer, herzlich oder spontan zu sein.
162.		Ich kontrolliere mich so sehr, dass Leute meinen, ich sei unemotional.
163.		Die Leute halten mich für emotional verkrampft.
	*EH	
164.		Ich muss bei fast allem, was ich tue, der/die Beste sein; ich kann keinen zweiten Platz akzeptieren.
165.		Ich bin bemüht, fast alles in perfekter Ordnung zu halten.
166.		Ich muss immer so gut wie möglich aussehen.

167.		Ich versuche stets, mein Bestes zu geben; ich gebe mich mit „gut genug“ nicht zufrieden.
168.		Ich habe immer so viel zu tun, dass kaum Zeit bleibt, mal richtig zu entspannen.
169.		Fast nichts, was ich tue, ist wirklich gut genug; ich könnte es immer noch besser machen.
170.		Ich muss all meinen Verpflichtungen nachkommen.
171.		Ich spüre ständig den Druck, Ziele zu erreichen und Dinge zu erledigen.
172.		Meine Beziehungen leiden darunter, dass ich mich ständig so unter Druck setze.
173.		Meine Gesundheit leidet darunter, dass ich mich so unter Druck setze, alles tadellos zu erledigen.
174.		Ich verzichte oft auf Spaß und Freude, um meinen eigenen Ansprüchen gerecht zu werden.
175.		Wenn ich Fehler mache, verdiene ich auch scharfe Kritik.
176.		Ich kann meine Fehler kaum entschuldigen oder mir verzeihen.
177.		Ich bin eine sehr ehrgeizige Person.
178.		Ich lege sehr viel Wert auf Geld und Status.
179.		Wenn es um Leistung geht, muss ich immer die Nummer eins sein.
	*ÜS	
180.		Mir fällt es sehr schwer, ein Nein zu akzeptieren, wenn ich von anderen etwas will.
181.		Ich werde oft wütend oder bin irritiert, wenn ich nicht das bekomme, was ich will.
182.		Ich bin etwas Besonderes, weshalb viele der Einschränkungen, die anderen auferlegt werden, für mich nicht gelten.

183.		Ich hasse es, eingeschränkt oder daran gehindert zu werden, das zu tun, was ich will.
184.		Ich brauche mich nicht an die normalen Regeln und Konventionen zu halten wie andere Leute.
185.		Was ich zu bieten habe, ist mehr wert als das, was andere können.
186.		Die Durchsetzung meiner eigenen Bedürfnisse ist mir meist wichtiger als die Rücksichtnahme auf die Bedürfnisse der anderen.
187.		Ich bin oft derart in Beschlag genommen von den Sachen, die mir wichtig sind, dass ich keine Zeit für Familie oder Freunde habe.
188.		Man hat mir schon oft gesagt, ich sei sehr bestimmend darin, wie Dinge zu tun sind.
189.		Ich werde ziemlich gereizt, wenn Leute nicht das tun, was ich von ihnen will.
190.		Ich kann es nicht vertragen, wenn man mir sagt, was ich zu tun habe.
	*AG	
191.		Ich habe große Mühe, mit dem Trinken, Rauchen, Überessen oder anderen Problemverhaltensweisen aufzuhören.
192.		Irgendwie schaffe ich es einfach nicht, mich zusammenzureißen, wenn es um die Beendigung von Routine- oder langweiligen Tätigkeiten geht.
193.		Ich gebe oft Impulsen und Gefühlsausdrücken nach, die mich in Schwierigkeiten bringen oder andere Leute verletzen.
194.		Wenn ich ein Ziel nicht erreichen kann, werde ich schnell frustriert und gebe auf.
195.		Ich habe große Schwierigkeiten damit, für die Erreichung eines langfristigen Ziels sofortige Befriedigung zu opfern.

196.		Es passiert oft, dass ich mich nicht mehr kontrollieren kann, wenn ich anfange wütend zu werden.
197.		Ich neige dazu, Sachen zu übertreiben, auch wenn mir bewusst ist, dass sie mir schaden.
198.		Mir wird sehr schnell langweilig.
199.		Wenn Aufgaben schwierig werden, schaffe ich es meist nicht durchzuhalten und diese zu beenden.
200.		Ich kann mich auf nichts allzu lange konzentrieren.
201.		Ich kann mich nicht zwingen, Sachen zu tun, die mir keinen Spaß machen, auch wenn sie zu meinem Besten sind.
202.		Ich verliere bereits beim kleinsten Angriff die Beherrschung.
203.		Ich habe es bisher selten geschafft, mich an meine Vorsätze zu halten.
204.		Egal was es mich auch kosten mag – ich kann meine Gefühlsausbrüche anderen gegenüber fast nie zurückhalten.
205.		Ich mache oft etwas impulsiv, was ich später bereue.
	*USS	

Auswertung des Young Schema Questionnaire (YSQ)
Langversion, zweite Ausgabe

Wir haben bisher noch keine statistischen Normwerte für den Young Schema Questionnaire, wobei die entsprechende Forschung derzeit im Gange ist. Einstweilen haben wir für den klinischen Gebrauch die folgende informelle Vorgehensweise entwickelt.

Die Items dieses Fragebogens sind den spezifischen Schemata entsprechend gruppiert. Diese Gruppen sind getrennt anhand eines Sternchens und eines Buchstabencodes, welcher eine Abkürzung des jeweiligen Schemas darstellt. Den Items 1–9 beispielsweise folgt die Abkürzung „*EV“, die angibt, dass diese spezifischen Items der Bewertung des Schemas Emotionale Vernachlässigung dienen. Die Abkürzungen für die 16 Schemata sind:

EV	=	Emotionale Vernachlässigung
VI	=	Verlassenheit/Instabilität
MM	=	Misstrauen/Missbrauch
SI	=	Soziale Isolation/Entfremdung
US	=	Unzulänglichkeit/Scham
UN	=	Unattraktiv
VE	=	Versagen
AI	=	Abhängigkeit/Inkompetenz
ASK	=	Anfälligkeit für Schädigungen und Krankheiten
VS	=	Verstrickung
UW	=	Unterwerfung
AO	=	Aufopferung
EH	=	Emotionale Hemmung
ÜS	=	Überhöhte Standards/Übertrieben kritische Haltung
AG	=	Anspruchshaltung/Grandiosität
USS	=	Unzureichende Selbstkontrolle/Selbstdisziplin

Anhang B

Klientenleitfaden zur schemafokussierten Therapie*

Harry ist ein 45-jähriger mittlerer Manager. Er ist seit 16 Jahren verheiratet, wobei die Ehe sehr belastet ist. Er und seine Frau sind einander gegenüber oft nachtragend, sie führen kaum noch tiefer gehende Gespräche und haben an ihrer Beziehung wenig Freude.

Andere Lebensbereiche von Harry sind ähnlich unbefriedigend. Seine Arbeit macht ihm keinen Spaß, hauptsächlich deswegen, weil er sich mit seinen Kollegen nicht versteht. Er ist oft eingeschüchtert durch seinen Chef und andere Büromitarbeiter. Er pflegt ein paar Freundschaften außerhalb der Arbeit, jedoch keine, die er als eng bezeichnen würde.

Im Verlauf des letzten Jahres wurde Harrys Stimmungslage zusehends negativer. Er wurde reizbarer, hatte Schlafprobleme und begann bei der Arbeit unter Konzentrationsstörungen zu leiden. Mit der zunehmenden Depressivität fing er an mehr zu essen und nahm 15 Pfund zu. Als er sich mit Selbstmordgedanken trug, beschloss er, sich Hilfe zu suchen.

Mithilfe der kognitiven Kurzzeittherapie besserte sich Harrys Zustand rasch. Seine Stimmung hellte auf, sein Appetit normalisierte sich und er dachte nicht mehr an Suizid. Darüber hinaus konnte er sich wieder gut konzentrieren und war viel weniger reizbar. Er lernte seine Stimmungen zu beeinflussen und entwickelte damit zum ersten Mal ein Gefühl von Kontrolle über das eigene Leben.

Dennoch griffen die Kurzzeittechniken in einigen Punkten zu kurz. Während Harry die Beziehung zu seiner Frau oder zu den Kollegen nicht mehr so stark deprimierte wie früher, bereitete sie ihm aber auch weiterhin nicht viel Freude. Er schaffte es immer noch nicht, um die Erfüllung seiner Bedürfnisse zu bitten, und machte nur selten Erfahrungen, die er als wirklich angenehm empfand. Der Therapeut begann daraufhin eine schemafokussierte Therapie, um Harry dabei zu helfen, seine langfristigen Lebensmuster zu verändern.

---

* Mittlerweile haben sich die Anzahl und die Namen mancher Schemata verändert. Eine nächste, neue Version des YSQ wird diese Änderungen widerspiegeln.

Dieser Leitfaden beschreibt den *schemafokussierten Ansatz*, eine von dem amerikanischen Psychologen Jeffrey Young entwickelte Erweiterung der kognitiven Therapie, die Menschen dabei helfen kann, ihre hinderlichen Lebensmuster zu überwinden und ihre Beziehungsmöglichkeiten zu verbessern.

Es folgt ein kurzer Überblick über die schemafokussierte Therapie:

1. Ein Abriss der kognitiven Kurzzeittherapie
2. Eine Erläuterung, was ein Schema ist, sowie Beispiele für Schemata
3. Eine Erläuterung wie Schemata funktionieren
4. Einige Fallbeispiele
5. Eine kurze Beschreibung des therapeutischen Prozesses

Kognitive Kurzzeittherapie

Die kognitive Therapie ist ein Psychotherapieverfahren, welches von Aaron Beck und seinen Kollegen entwickelt wurde, um Menschen dabei zu helfen, ihre emotionalen Probleme zu lösen. Um die Stimmungslage zu verbessern – beispielsweise bei Depressionen, Angst oder Wut – wird die Veränderung der Gedanken angestrebt. Denn emotionale Störungen werden auf der kognitiven Ebene durch gedankliche Verzerrungen beeinflusst, die Personen im Umgang mit ihren Lebenserfahrungen entwickelt haben. Diese Verzerrungen zeigen sich in negativen Interpretationen oder Vorhersagen in Bezug auf alle möglichen Alltagsereignisse. Nehmen wir das Beispiel eines Studenten, der sich auf eine Prüfung vorbereitet und sich dabei selbst entmutigt, indem er Sachen denkt wie: „Dieser Stoff ist unmöglich“ *(negative Interpretation)* und: „Ich werde diese Prüfung niemals bestehen“ *(negative Vorhersage)*.

Die Therapie beinhaltet, den Klienten dabei zu helfen, ihr Denken umzustrukturieren. Ein wichtiger Schritt innerhalb dieses Prozesses ist die Überprüfung ihrer fehlentwickelten irrealen Gedanken an der Realität. Im vorangegangenen Beispiel würde der Therapeut dem Studenten helfen, seine bisherigen Erfahrungen zu bilanzieren und zu analysieren, ob sein Prüfungsstoff tatsächlich unmöglich zu erlernen ist und ob er wirklich sicher sein kann, dass er die Prüfung nicht bestehen wird. Aller Wahrscheinlichkeit nach würde der Student dann feststellen, dass es zu wenig Beweise für seine beiden Gedanken gibt.

Stattdessen würden zutreffendere, alternative Gedanken formuliert. So könnte der Student beispielsweise unterstützt werden, zu denken: „Dieser Stoff ist schwierig, aber nicht unmöglich. In der Vergangenheit habe ich auch schon schwierigen Lernstoff bewältigt" und: „Ich bin noch nie durch eine Prüfung gefallen, solange ich mich gut genug vorbereitet hatte." Diese Gedanken würden sehr wahrscheinlich dazu führen, dass er sich besser fühlen und besser zurechtkommen würde.

Oft genügt die kognitive Kurzzeittherapie als alleinige Methode, um Klienten dabei zu helfen, emotionale Probleme zu bewältigen – besonders bei Angst und Depression. Neuere Forschungsergebnisse bestätigen dies. Manchmal jedoch ist dieses Verfahren nicht ausreichend: Manche Klienten in kognitiver Kurzzeittherapie stellen fest, dass sie nicht all das erreichen konnten, was sie sich wünschen. Um das anzugehen, wurde die *schemafokussierte Therapie* entwickelt.

Was sind Schemata?

Ein Schema ist ein extrem stabiles und überdauerndes Muster, das während der Kindheit entwickelt wird und sich das ganze Leben über weiterentwickelt. Wir betrachten die Welt durch unsere Schemata.

Schemata sind wichtige Überzeugungen und Gefühle über die eigene Person und die Umwelt, welche ohne Hinterfragung akzeptiert werden. Sie sind selbsterhaltend und äußerst veränderungsresistent. Kinder beispielsweise, die das Schema entwickeln, sie seien inkompetent, werden diese Überzeugung kaum jemals anzweifeln – auch nicht als Erwachsene. Das Schema verschwindet in aller Regel nicht ohne Therapie. Auch überwältigender Erfolg reicht nicht aus, um das Schema zu verändern. Es kämpft sehr erfolgreich um sein Überleben.

Obwohl die Schemata dauerhaft in uns existieren, sind sie uns in der Regel nicht bewusst. Sie wirken auf subtile Weise außerhalb unseres Bewusstseins. Wenn jedoch ein Schema sich entlädt oder durch Ereignisse ausgelöst wird, beherrscht es unsere Gedanken und Gefühle. In diesen Situationen überschwemmen uns extrem negative Gefühle und wir haben dysfunktionale Gedanken.

Bei der Arbeit mit vielen Patienten wurden bisher 18 spezifische Schemata identifiziert. Die meisten Klienten weisen mindestens zwei oder drei auf – und häufig noch mehr. Kurz beschrieben gibt es folgende Schemata:

Emotionale Vernachlässigung

Dieses Schema beinhaltet die Überzeugung, dass die eigenen emotionalen Grundbedürfnisse durch andere Menschen niemals erfüllt werden können. Zu diesen Bedürfnissen gehören Fürsorge, Empathie, Zuneigung, Schutz, Führung, Zuwendung etc. Oft verhielten sich die Eltern dem Kind gegenüber emotional vernachlässigend.

Verlassenheit/Instabilität

Dieses Schema bezieht sich auf die Erwartung, dass man diejenigen Menschen verlieren wird, zu denen man eine emotionale Bindung aufgebaut hat. Betroffene glauben, dass enge Beziehungen unvermittelt enden, weil sie verlassen werden. In ihrer Kindheit haben diese Klienten vielleicht eine Scheidung oder den Tod ihrer Eltern erlebt. Dieses Schema kann auch dadurch entstehen, dass Eltern sich nur unzuverlässig um die Bedürfnisse ihres Kindes kümmern. Es gab möglicherweise viele Momente, in denen das Kind für längere Zeit allein gelassen oder nicht beachtet wurde.

Misstrauen/Missbrauch

Dieses Schema bezieht sich auf die Erwartung, dass andere einen absichtlich auf irgendeine Weise übervorteilen. Personen mit diesem Schema gehen davon aus, dass andere Personen sie verletzen, betrügen oder schlechtmachen werden. Sie sind oft davon eingenommen, Verletzungen durch Angriffe zuvorzukommen, oder von dem Gedanken, sich nachträglich zu rächen. In ihrer Kindheit wurden diese Menschen oft missbraucht oder von Eltern, Geschwistern oder Gleichaltrigen ungerecht behandelt.

Soziale Isolation/Entfremdung

Dieses Schema bezieht sich auf die Überzeugung, dass man vom Rest der Welt isoliert, anders als andere Menschen und/oder nicht Teil einer Gemeinschaft sei. Diese Überzeugung wird normalerweise aufgrund von frühen Erfahrungen entwickelt, in denen Kinder sich oder ihre Familien als andersartig im Vergleich zu anderen Menschen erlebten.

Unzulänglichkeit/Scham

Dieses Schema bezieht sich auf die Überzeugung, dass man *innerlich* mangelhaft sei und dass andere, wenn sie einem nahekommen, dies erkennen und sich aus der Beziehung zurückziehen werden. Dieses Gefühl von Mangelhaftigkeit und Unzulänglichkeit führt oft zu starken Schamgefühlen. Allgemein waren Eltern sehr kritisch ihren Kindern gegenüber und gaben ihnen das Gefühl, ihrer Liebe nicht wert zu sein.

Versagen

Dieses Schema bezieht sich auf die Überzeugung, man sei unfähig, ebenso gute Leistungen wie Gleichaltrige zu erbringen – ob Karriere, Schule oder Sport. Diese Klienten sehen sich als dumm, unfähig, untalentiert oder ungebildet an. Menschen mit diesem Schema versuchen oft erst gar nicht, etwas zu erreichen, weil sie überzeugt sind, dass sie scheitern würden. Dieses Schema kann dadurch entstehen, dass Kinder abgewertet und in der Schule oder anderen Lebensbereichen als Versager behandelt werden. Meist haben die Eltern dem Kind nicht genügend Unterstützung, Anregung oder Vorbilder geboten, sodass es nicht lernen konnte, in Leistungsbereichen wie Schule oder Sport durchzuhalten und erfolgreich zu sein.

Abhängigkeit/Inkompetenz

Dieses Schema bezieht sich auf die Überzeugung, dass man unfähig sei, Anforderungen des Alltags kompetent und eigenverantwortlich zu bewältigen. Menschen mit diesem Schema sind in Bereichen wie der Entscheidungsfindung oder beim Beginn neuer Aufgaben oft übermäßig auf die Unterstützung anderer angewiesen. Im Allgemeinen haben Eltern diese Kinder nicht unterstützt, selbstständig zu funktionieren und das Vertrauen aufzubauen, gut für sich selbst sorgen zu können.

Anfälligkeit für Schädigungen und Krankheiten

Dieses Schema bezieht sich auf die Überzeugung, man sei kurz davor eine große Katastrophe zu erleben (finanzieller, medizinischer oder krimineller Art, Umweltkatastrophe etc.). Eventuell greifen Betroffene zu übertriebenen Sicherheitsmaßnahmen, um sich zu schützen. Üblicherweise gab es einen extrem ängstlichen Elternteil, der vermittelt hat, dass überall Katastrophen bevorstehen.

Unterwerfung

Dieses Schema bezieht sich auf die Überzeugung, dass man sich der Kontrolle anderer fügen müsse, um negative Konsequenzen zu vermeiden. Oft fürchten diese Klienten, dass, wenn sie dies nicht tun, andere wütend auf sie reagieren oder sie ablehnen werden. Klienten, die sich unterordnen, übergehen ihre eigenen Wünsche und Gefühle. In ihrer Kindheit gab es meist einen sehr kontrollierenden Elternteil.

Aufopferung

Dieses Schema bezieht sich auf die Missachtung der eigenen Bedürfnisse, um anderen zu helfen. Wenn diese Klienten auf ihre eigenen Bedürfnisse achten, fühlen sie sich oft schuldig. Um dies zu vermeiden, stellen sie die Bedürfnisse anderer über die eigenen. Klienten, die sich aufopfern, tun dies oft zur Selbstwertsteigerung oder empfinden eine Sinnhaftigkeit, wenn sie anderen helfen. In ihrer Kindheit kann diesen Personen vermittelt worden sein, sie hätten eine übertriebene Verantwortung für das Wohlergehen eines oder beider Elternteile oder der Geschwister.

Emotionale Hemmung

Dieses Schema bezieht sich auf die Überzeugung, man müsse seine Emotionen und Impulse unterdrücken, insbesondere Wut, weil jeglicher Ausdruck von Gefühlen anderen schaden oder zu Selbstwertverlust, Peinlichkeit, Verlassenheit oder Vergeltungsmaßnahmen führen würde. Diesen Klienten fehlt es eventuell an Spontaneität oder sie werden als verklemmt betrachtet. Dieses Schema wird oft hervorgerufen durch Eltern, die ihre Kinder im Ausdruck von Gefühlen behindern.

Überhöhte Standards/Übertrieben kritische Haltung

Dieses Schema bezieht sich auf zwei miteinander verwandte Überzeugungen. Diese Klienten glauben, dass nichts von dem, was sie tun, gut genug ist, weshalb sie sich immer weiter antreiben müssen und/oder sie legen übermäßig viel Wert auf Status, Reichtum und Macht – auf Kosten von Werten wie soziale Interaktion, Gesundheit oder Glück. In aller Regel waren die Eltern dieser Klienten mit nichts zufrieden und ihre Zuneigung war an die Bedingung Bestleistung gekoppelt.

Anspruchshaltung/Grandiosität

Dieses Schema bezieht sich auf die Überzeugung, dass man immer das tun, sagen oder haben dürfe, was man in dem Augenblick will, ohne Rücksicht darauf, ob es vernünftig ist oder anderen wehtut. Diese Klienten interessieren sich weder dafür, was andere brauchen, noch ist ihnen bewusst, dass sich andere Menschen deshalb von ihnen entfernen werden. Die Entwicklung dieses Schemas wird durch Eltern begünstigt, die ihre Kinder übermäßig verwöhnen und ihnen keine Grenzen setzen, durch die sie erfahren könnten, was sozial angemessen wäre. Allerdings ist es auch möglich, dass Kinder dieses Schema entwickeln, um Gefühle von emotionaler Vernachlässigung, Unzulänglichkeit oder Unattraktivität zu kompensieren.

Ungenügende Selbstkontrolle/Selbstdisziplin

Dieses Schema bezieht sich einerseits auf die Unfähigkeit, Frustrationen beim Erreichen von Zielen auszuhalten, und andererseits auf die Unfähigkeit, sich im Ausdruck von Impulsen und Gefühlen zu beherrschen. Liegt ein extremer Mangel an Selbstdisziplin vor, können auch kriminelles Verhalten oder eine Suchtproblematik drohen. Dieses Schema kann sich entwickeln, wenn Eltern keine angemessenen Modelle für Selbstkontrolle anbieten oder die Kinder nur unzureichend disziplinieren.

Wie Schemata funktionieren

Wir können drei Prozesse beschreiben, wie Schemata funktionieren, um unser Verhalten zu beeinflussen und sich selbst aufrechtzuerhalten: Es sind dies *Schemaaufrechterhaltung, Schemavermeidung* und *Schemakompensation*.

Schemaaufrechterhaltung

Schemaaufrechterhaltung bezieht sich auf die Routineprozesse, durch die Schemata funktionieren und fortbestehen. Dies geschieht durch kognitive Verzerrungen und selbstschädigende Verhaltensmuster.

Wir haben bereits erwähnt, dass kognitive Verzerrungen in der kognitiven Therapie eine zentrale Rolle spielen. Diese Verzerrungen bestehen aus negativen Interpretationen und Vorhersagen von Lebensereignissen. Viele kognitive Verzerrungen sind Teil des Schemaaufrechterhaltungsprozesses. Das Schema übertreibt oder lenkt die Aufmerksamkeit auf Informationen, die das Schema bestätigen, und minimiert oder vernachlässigt Informationen, die ihm widersprechen. Schemaaufrechterhaltung funktioniert sowohl auf der Verhaltens- wie auch der kognitiven Ebene. Das Schema aktiviert Verhaltensweisen, die das Schema intakt halten. Ein junger Mann mit einem Schema *Unzulänglichkeit/Scham* beispielsweise wird Gedanken und Verhaltensweisen zeigen, die dem Schema entsprechen. Auf einer Party wird er Gedanken haben wie: „Niemand mag mich hier“ und: „Wenn diese Leute mich näher kennenlernen, werden sie mich ablehnen." Im Verhalten würde er sich eher zurückgezogen und wenig kontaktfreudig zeigen.

Schemavermeidung

Schemavermeidung bezieht sich auf die Art und Weise, wie Personen die Auslösung von Schemata vermeiden. Wie bereits erwähnt, erleben Personen durch eine Schemaaktivierung meist extrem negative Emotionen. Sie entwickeln Strategien, um diese Aktivierung zu vermeiden, damit sie den Schmerz nicht spüren müssen. Es gibt drei Arten von Schemavermeidung: *kognitiv, emotional* und *verhaltensbezogen*.

Kognitive Vermeidung bezieht sich auf Bemühungen, die Personen anstellen, um nicht an aufwühlende Ereignisse denken zu müssen. Diese Bemühungen können willentlich oder automatisch sein. Menschen können bereitwillig entscheiden, nicht über einen bestimmten Aspekt ihrer Persönlichkeit oder über ein Ereignis nachzudenken, welches sie beunruhigt. Es gibt auch unbewusste Prozesse, welche Personen helfen, Informationen auszublenden, die zu aufwühlend wären, um sich mit ihnen zu konfrontieren. Menschen vergessen oft besonders schmerzhafte Ereignisse. Kinder beispielsweise, die sexuell missbraucht wurden, haben oft keine Erinnerung an das traumatische Ereignis.

Emotionale oder affektive Vermeidung bezieht sich auf das automatische oder willentliche Bestreben, schmerzhafte Emotionen abzublocken. Wenn Menschen schmerzhafte emotionale Erfahrungen erleben, betäuben sie sich häufig, um den Schmerz zu minimieren. Ein Mann beispielsweise redet darüber, wie sich seine Frau ihm gegenüber beleidigend verhält, und sagt dabei, er sei nicht wütend, sondern höchstens ein bisschen irritiert. Manche Leute trinken oder missbrauchen harte Drogen, um ihre Gefühle zu betäuben, die durch Schemata ausgelöst werden.

Die dritte Art ist die *verhaltensbezogene Vermeidung*. Menschen zeigen oft Verhaltensweisen zur Vermeidung von Situationen, die ihre Schemata auslösen, um damit den psychologischen Schmerz zu vermeiden. Eine Frau mit dem Schema *Versagen* zum Beispiel, könnte es vermeiden, einen neuen, schwierigen Job anzunehmen, der ihr eigentlich sehr gut tun würde. Durch die Vermeidung dieser Herausforderung vermeidet sie Schmerzen wie zum Beispiel intensive Angst, welche durch das Schema ausgelöst werden könnten.

Schemakompensation

Der dritte Prozess ist die Schemakompensation. Um die Schemaauslösung zu vermeiden, verhalten sich Betroffene oft auf eine Art und Weise, die das Gegenteil von dem zu sein scheint, was das Schema eigentlich bewirkt. Personen mit dem Schema *Abhängigkeit/Inkompetenz* würden vielleicht ihre verschiedenen Lebensbereiche derart strukturieren, dass sie sich auf niemanden mehr verlassen müssen, obwohl das gar nicht nötig wäre. Ein junger Mann mit diesem Schema könnte sich vielleicht weigern, sich auf eine Frau näher einzulassen, weil er Angst hat, von ihr abhängig zu werden. Er würde sich also verschließen und wie jemand auftreten, der keinen anderen Menschen braucht – und verfällt damit in das andere Extrem, um Gefühle von Abhängigkeit zu vermeiden.

Fallbeispiele

In diesem Abschnitt werden sechs Fallbeispiele vorgestellt. Für jedes dieser Beispiele werden die Schemaprozesse dargestellt. Durch das Lesen dieses Abschnitts werden Sie ein besseres Gefühl dafür bekommen, wie diese Prozesse in realen Lebenssituationen funktionieren.

Abby ist eine junge Frau, deren primäres Schema *Unterwerfung* ist. Sie neigt dazu, andere Menschen als sehr kontrollierend wahrzunehmen, auch wenn deren selbstbewusstes Auftreten durchaus angemessen ist. Abby hat dann Gedanken wie: „Ich darf hier keine Stellung beziehen – sonst werden die mich nicht mögen“, und wird sich dann wahrscheinlich unterordnen *(Schemaaufrechterhaltung)*. Zuweilen beschließt sie aber auch, dass sie sich von niemandem ausnutzen lassen will, und verhält sich sehr kontrollierend *(Schemakompensation)*. Manchmal, wenn andere an sie unangemessene Forderungen stellen, spielt sie die Bedeutung ihrer eigenen Gefühle herunter und hat Gedanken wie: „Es ist mir gar nicht so wichtig, was passiert.“ Oder sie vermeidet den Kontakt zu Leuten, bei denen sie Mühe hat, sich durchzusetzen *(Schemavermeidung)*.

Stewarts Hauptschema ist *Versagen*. Wann immer er mit einer potenziellen Herausforderung konfrontiert wird, denkt er, er sei ihr nicht gewachsen. Häufig geht er sie nur halbherzig an, wodurch das Versagen garantiert und seine Überzeugung, er sei unfähig, gestärkt wird *(Schemaaufrechterhaltung)*. Manchmal unternimmt er große Anstrengungen, sich in einem übertrieben positiven Licht darzustellen, indem er Unmengen an Geld für Dinge wie Kleidung und Autos ausgibt *(Schemakompensation)*. Häufig vermeidet er die Aktivierung seines Schemas, indem er Herausforderungen gänzlich meidet und sich einredet, sie hätten sich sowieso nicht gelohnt *(Schemavermeidung)*.

Rebeccas zentrales Schema ist *Unzulänglichkeit/Scham*. Sie glaubt, sie sei wertlos und minderwertig, und wenn man ihr zu nahekomme, werde man sie deswegen ablehnen. Sie wählt Partner, die ihr gegenüber extrem kritisch sind und damit ihre Überzeugung, sie sei unzulänglich, natürlich bestätigen *(Schemaaufrechterhaltung)*. Manchmal reagiert sie übermäßig defensiv und greift ihr Gegenüber an, auch wenn sie nur mit dezenter Kritik konfrontiert wird *(Schemakompensation)*. Sie achtet außerdem darauf, dass ihre Partner ihr nicht zu nahekommen, um zu vermeiden, dass diese ihre Unzulänglichkeit bemerken und sie deswegen ablehnen *(Schemavermeidung)*.

Michael ist ein Mann mittleren Alters, dessen primäres Schema *Abhängigkeit/Inkompetenz* ist. Er hält sich für unfähig, Alltagsaufgaben allein zu meistern, und sucht oft die Unterstützung anderer. Wann immer möglich, versucht er mit Leuten zusammenzuarbeiten, die ihn bereitwillig unterstützen. Dieses Verhalten verhindert zum einen, dass Michael Fertigkeiten erlernen kann, die er zum selbstständigen Arbeiten braucht, und bestätigt zum anderen die Selbsteinschätzung, dass er auf die Hilfe anderer angewiesen ist *(Schemaaufrechterhaltung)*. Zuweilen würde es ihm guttun, sich von anderen beraten zu lassen, doch dann weigert er sich *(Schemakompensation)*. Seine Angst kontrolliert er, indem er Aufgaben so lang wie möglich aufschiebt *(Schemavermeidung)*.

Annes zentrales Schema ist *Soziale Isolation/Entfremdung*. Sie glaubt, sie sei anders als der Rest der Welt, und fühlt sich nirgends zugehörig. Wenn sie an Gruppenaktivitäten teilnimmt, lässt sie sich nur halbherzig auf sie ein *(Schemaaufrechterhaltung)*. Manchmal verhält sie sich gegenüber den einzelnen Teilnehmern sehr feindselig und gegenüber der Gruppe insgesamt sehr kritisch *(Schemakompensation)*. Und manchmal weigert sie sich sogar grundsätzlich, an Gruppenaktivitäten teilzunehmen *(Schemavermeidung)*.

Sams primäres Schema ist *Emotionale Vernachlässigung*. Er wählt Partnerinnen, die nicht gerade gut darin sind, Zuwendung zu geben, und verhält sich ihnen gegenüber zudem auf eine Art und Weise, die es ihnen noch schwerer macht, Zuneigung zu zeigen *(Schemaaufrechterhaltung)*. Manchmal verhält er sich sehr fordernd aggressiv und provoziert damit Streit mit seinen

Partnerinnen *(Schemakompensation)*. Sam vermeidet es, Frauen zu nahezukommen, und leugnet gleichzeitig, irgendwelche Probleme in diesem Bereich zu haben *(Schemavermeidung)*.

Der therapeutische Prozess – die Veränderung von Schemata

Das Behandlungsziel der schemafokussierten Therapie ist es, die „Frühen Maladaptiven Schemata“ weitestgehend zu schwächen und gleichzeitig die gesunde Seite des Klienten zu stärken und aufzubauen. Der Therapeut und die gesunden Anteile des Klienten schließen ein Bündnis gegen die Schemata.

Der erste Therapieschritt beinhaltet eine ausführliche Beurteilung des Klienten. Ziel dieser Beurteilung ist die Identifizierung der für die psychologische Struktur des Klienten wichtigsten Schemata. Dieser Prozess beinhaltet verschiedene Schritte: Im Allgemeinen wird der Therapeut erst nach aktuellen Ereignissen oder Umständen fragen, welche den Klienten Hilfe haben aufsuchen lassen. Der Therapeut wird dann die Lebensgeschichte des Klienten erfragen und nach Mustern suchen, welche schemagetrieben sein könnten.

Es gibt einige weitere Maßnahmen, die der Therapeut zur Schemaidentifikation nutzen wird, z.B. den Fragebogen *Young Schema Questionnaire*, den die Klienten selbst ausfüllen und der viele der Gedanken auflistet, die mit den verschiedenen Schemata in Zusammenhang stehen. Die Aussagen in diesem Fragebogen können danach bewertet werden, wie relevant sie für das Leben des Klienten sind.

Es gibt auch verschiedene Imaginationstechniken, welche der Therapeut zur Identifikation der Schemata nutzen kann. Eine spezifische Technik beinhaltet, den Klienten zu bitten, seine Augen zu schließen und ein Bild von sich als Kind mit seiner Familie entstehen zu lassen. Häufig führen die entstehenden Bilder zu zentralen Schemata hin.

Jonathan ist ein 28-jähriger leitender Angestellter, dessen zentrales Schema *Misstrauen/Missbrauch* ist. Er hatte sich zur Therapie angemeldet, weil er bei der Arbeit regelmäßig unter Schüben intensiver Angst litt und äußerst misstrauisch und argwöhnisch gegenüber seinen Kollegen auftrat. Als er gebeten wurde, ein inneres Bild von sich und seiner Familie entstehen zu lassen, drängten sich ihm zwei Bilder auf. Im ersten wurde er von seinem älteren Bruder terrorisiert. Im zweiten sah er seinen alkoholsüchtigen Vater nach Hause kommen und seine Mutter verprügeln, während er ängstlich in der Ecke kauerte.

Es gibt viele Techniken, die ein Therapeut nutzen kann, um seine Klienten in der Schwächung ihrer Schemata zu unterstützen. Diese Techniken können in vier Kategorien unterteilt werden: *emotional, interpersonell, kognitiv* und *verhaltensbezogen*. Jede dieser Kategorien wird im Folgenden anhand einiger Beispiele kurz erläutert.

Emotionsfokussierte Techniken

Emotionsfokussierte Techniken unterstützen Klienten darin, die emotionalen Aspekte ihres Problems zu erfahren und auszudrücken. Eine Möglichkeit dies zu tun, ist es, den Klienten zu bitten, die Augen zu schließen und sich vorzustellen, dass er mit der Person spricht, auf die sich das Gefühl bezieht. Er wird dann aufgefordert, seine Gefühle in diesem imaginären Dialog so vollständig wie möglich auszudrücken. Eine Frau, deren zentrales Schema *Emotionale Vernachlässigung* war, durchlief mehrere solcher Sitzungen, in denen sie ihren Ärger ihren Eltern gegenüber ausdrückte, weil diese emotional nicht genügend für sie da gewesen waren. Mit jedem Mal, da sie diese Gefühle zeigte, gelang es ihr, sich weiter von ihrem Schema zu distanzieren. Sie erkannte, dass ihre Eltern selbst Probleme hatten, die verhinderten, dass sie ihr eine angemessene Fürsorge bieten konnten und dass sie nicht von Natur aus dazu bestimmt war, vernachlässigt zu werden.

Es gibt viele Variationen dieser eben beschriebenen Technik. Klienten können in einem solchen Dialog auch die Rolle der anderen Person übernehmen und ausdrücken, was deren Gefühle sein könnten. Oder sie schreiben einen Brief an die andere Person, ohne diesen abzuschicken, damit sie ihre Gefühle ungehemmt ausdrücken können.

Interpersonelle Techniken

Mit interpersonellen Techniken werden die Interaktionen zwischen dem Klienten und anderen Personen betrachtet, um die Rolle der Schemata aufzudecken. Eine Möglichkeit ist dabei, auch die Beziehung zum Therapeuten unter die Lupe zu nehmen. Häufig sagen Klienten mit dem Schema *Unterwerfung* zu allem Ja, was der Therapeut vorschlägt, auch wenn sie keinen Sinn in der Aufgabe oder der Aktivität sehen. Sie verspüren daraufhin gegenüber dem Therapeuten Ärger, den sie indirekt ausdrücken. Dieses Muster von Zustimmung und indirektem Ausdruck von Ablehnung kann dann zusammen mit dem Klienten untersucht werden. Eventuell ergibt sich daraus auch die Exploration weiterer Situationen, in denen der Klient sich anderen gegenüber fügt und anschließend darüber ärgert. Und daraus wiederum kann abgeleitet werden, wie der Klient in Zukunft besser mit solchen Situationen umgehen könnte.

Eine weitere interpersonelle Technik beinhaltet, den Lebenspartner des Klienten in die Therapie miteinzubeziehen. Ein Mann mit dem Schema *Aufopferung* hat möglicherweise eine Frau gewählt, die dazu neigt, seine Wünsche zu ignorieren. Der Therapeut kann daraufhin die Frau in die Behandlung miteinbeziehen, um das Paar in der Exploration und Veränderung ihrer Beziehungsmuster zu unterstützen.

Kognitive Techniken

Kognitive Techniken werden genutzt, um schemagetriebene kognitive Verzerrungen zu bearbeiten. Wie in der kognitiven Kurzzeittherapie werden zunächst die dysfunktionalen Gedanken identifiziert und die Beweise für und gegen sie betrachtet. Daraufhin werden sie durch neue Gedanken und Überzeugungen ersetzt. Diese Techniken helfen dem Klienten, alternative Sichtweisen einzunehmen.

Der erste Schritt zur kognitiven Bearbeitung von Schemata ist die Untersuchung von Beweisen, die für und die gegen das betreffende Schema sprechen. Dies beinhaltet, das Leben und die Erfahrungen des Klienten zu betrachten und alle Beweise zu sammeln, die das Schema unterstützen oder widerlegen. Die Beweise werden dann genau untersucht, um zu überprüfen, ob sie tatsächlich für das Schema sprechen könnten. In der Regel findet man dabei heraus, dass die gelieferten Beweise Fehlinterpretationen sind und das Schema nicht wirklich unterstützen.

Nehmen wir das Beispiel eines jungen Mannes, der das Schema *Emotionale Vernachlässigung* hat. Als er nach Beweisen gefragt wird für die Überzeugung, dass seine emotionalen Bedürfnisse niemals erfüllt werden, berichtet er von Erlebnissen mit Ex-Partnerinnen, die diese Bedürfnisse nicht erfüllten. Bei genauerer Betrachtung dieser Beziehungen erkennt er jedoch, dass er im Rahmen der Schemaaufrechterhaltung Frauen gewählt hatte, die nicht fähig waren, emotionale Zuwendung zu geben.

Diese Erkenntnis löst bei ihm ein Gefühl von Zuversicht aus, dass wenn er seine Partnerinnen in Zukunft anders auswählt, seine Bedürfnisse wahrscheinlich erfüllt werden können.

Eine weitere kognitive Technik ist der strukturierte Dialog zwischen dem Klienten und dem Therapeuten. Erst übernimmt der Klient die Rolle des Schemas und der Therapeut liefert die konstruktivere Sichtweise. Dann werden die Rollen gewechselt, wodurch der Klient die Möglichkeit erhält, die alternative Sicht zu verbalisieren.

Nach mehreren solcher Dialoge erstellen der Klient und der Therapeut eine Memo-Karte mit einer Zusammenfassung der wichtigsten Beweise gegen das Schema. Eine typische Memo-Karte für einen Klienten mit einem Schema *Unzulänglichkeit/Scham* könnte lauten: „Ich weiß, ich habe das Gefühl, dass mit mir etwas nicht stimmt, aber meine gesunde Seite weiß, dass ich okay bin, so wie ich bin. Es gibt etliche Leute, die mich sehr gut gekannt haben und die lange Zeit bei mir geblieben sind. Ich weiß, dass ich Freundschaften mit Leuten pflegen kann, die mich interessieren."

Der Klient wird aufgefordert, die Memo-Karte immer bei sich zu tragen und sie zu lesen, wenn das betreffende Problem auftritt. Durch die ständige Wiederholung dieser und anderer kognitiver Techniken wird das Schema des Klienten allmählich geschwächt.

Verhaltensbezogene Techniken

Verhaltensbezogene Techniken setzen Therapeuten ein, um ihren Klienten bei der Veränderung von langfristigen Verhaltensmustern zu helfen. Verhaltensweisen der Schemaaufrechterhaltung werden dabei reduziert und gesunde Bewältigungsstrategien gestärkt.

Eine verhaltensbezogene Strategie ist es, die Klienten darin zu unterstützen, Partner zu wählen, die gut zu ihnen passen und die fähig sind, gesunde Beziehungen zu führen. Klienten mit dem Schema *Emotionale Vernachlässigung* neigen dazu, Partner zu wählen, die emotional nicht viel geben können. Der Therapeut eines solchen Klienten würde ihm bei der Beurteilung und Auswahl neuer Verhaltensmuster helfen.

Eine weitere verhaltensbezogene Technik beinhaltet, Klienten bessere Kommunikationsfertigkeiten beizubringen. Nehmen wir das Beispiel einer

Frau mit dem Schema *Unterwerfung*. Sie glaubt, dass ihr eine Gehaltserhöhung zusteht, aber sie weiß nicht, wie sie danach fragen soll. Eine Strategie, die ihr Therapeut nutzt, um sie anzuleiten, wie sie mit ihrem Vorgesetzten reden könnte, ist das Rollenspiel. Zuerst übernimmt der Therapeut die Rolle der Klientin und die Klientin spielt den Vorgesetzten. Damit kann der Therapeut demonstrieren, wie das Anliegen auf eine angemessene Art und Weise vorgebracht werden kann. Sodann erhält die Klientin Gelegenheit, die neuen Verhaltensweisen einzuüben und Rückmeldungen vom Therapeuten zu erfahren, bevor sie das Gelernte in die Praxis umsetzt.

Zusammenfassend lässt sich sagen, dass die schemafokussierte Therapie Menschen gut dabei helfen kann, ihre langfristigen Lebensmuster zu verstehen und sie zu verändern. Die Therapie besteht in der Identifikation „Früher Maladaptiver Schemata" und deren systematischer Konfrontation und Hinterfragung.

Literatur

Zitierte Literatur

American Psychiatric Association (1994). *Diagnostic and statistical manual of mental disorders* (4th Ed.). Washington, DC: APA. (Deutsch erschienen 1996: Saß, H., Wittchen, H. & Zaudig, M. [Hrsg.]. *Diagnostisches und Statistisches Manual Psychischer Störungen – DSM-IV*. Göttingen: Hogrefe.)

Beck, A. T. (1967). *Depression: causes and treatment*. Philadelphia, PA: University of Pennsylvania Press.

Beck, A. T., Rush, A. J., Shaw, B. F. & Emery, G. (1979). *Cognitive therapy of depression*. New York: Guilford. (Deutsch erschienen 1999: *Kognitive Therapie der Depression*. Weinheim: Beltz.)

Beck, A. T. & Steer, R. A. (1987). *Revised Beck depression inventory*. San Antonio, TX: Psychological Corporation.

Bowlby, J. (1973). *Attachment and loss, Volume 2: separation: anxiety and anger*. New York: Basic Books. (Deutsch erschienen 2006: *Bindung und Verlust, Bd. 2: Trennung – Angst und Zorn*. München: Reinhardt.)

Corr, E. (Director). (1986). *Desert bloom* [Film]. (Available from Columbia/Tristar Studios, 10202 W. Washington Boulevard, Culver City, CA 90232-3195. Website: www.cthv.com.)

Guidano, V. F. & Liotti, G. (1983). *Cognitive processes and emotional disorders*. New York: Guilford.

Kaplan, H. I. & Sadock, B. J. (1985). *Comprehensive textbook of psychiatry* (4th ed.). Baltimore, MD: Williams & Wilkins.

Lazarus, A. & Lazarus, C. (1991). *Multimodal life history inventory* (2nd ed.). Champaign, IL: Research Press. (Vorversion auf Deutsch: *Fragebogen zur Lebensgeschichte, Materialie 8.* Tübingen: dgvt-Verlag.)

Miller, A. (1981). *The drama of the gifted child*. New York: Basic Books. (Deutsch erschienen 1983: *Das Drama des begabten Kindes und die Suche nach dem wahren Selbst*. Frankfurt a. M.: Suhrkamp.)

Millon, T. (1981). *Disorders of personality*. New York: Wiley.

Segal, Z. (1988). Appraisal of the self-schema construct in cognitive models of depression. *Psychological Bulletin, 103*, 147–162.

Young, J. E. (1992). *Schema conceptualization form*. (Available from the Cognitive Therapy Center of New York, 120 East 56th Street, Suite 530, New York, NY 10022.)

Young, J. E. (1993). *Schema diary*. (Available from the Cognitive Therapy Center of New York, 120 East 56th Street, Suite 530, New York, NY 10022.)

Young, J. E. (1994). *Young parenting inventory*. (Available from the Cognitive Therapy Center of New York, 120 East 56th Street, Suite 530, New York, NY 10022.)

Young, J. E. (1995). *Young compensation inventory*. (Available from the Cognitive Therapy Center of New York, 120 East 56th Street, Suite 530, New York, NY 10022.)

Young, J. E. & Klosko, J. (1994). *Reinventing your life*. New York: Plume. (Deutsch erschienen 2006: *Sein Leben neu erfinden: Wie Sie Lebensfallen meistern*. Paderborn: Junfermann.)

Young, J. E. & Rygh, J. (1994). *Young-Rygh avoidance inventory*. (Available from the Cognitive Therapy Center of New York, 120 East 56th Street, Suite 530, New York, NY 10022.)

Young, J. E., Wattenmaker, D. & Wattenmaker, R. (1995). *Schema flashcards*. (Available from the Cognitive Therapy Center of New York, 120 East 56th Street, Suite 530, New York, NY 10022.)

Weitere Literatur

Beck, A. T. & Emery, G. (1981). *Kognitive Verhaltenstherapie bei Angst und Phobien*. Tübingen: dgvt-Verlag.

Beck, A. T., Rush, J. & Kovacs, M. (1978). *Therapeuten-Manual für die kognitive Verhaltenstherapie von Depressionen, Materialie 5.* Tübingen: dgvt-Verlag.

Bricker, D. C., Young, J. E. & Flanagan, C. M. (1993). Schema focused cognitive therapy: A comprehensive framework for characterological problems. In K. T. Kuehlwein & H. Rosen (Eds.), *Cognitive therapies in action* (pp. 88–125). San Francisco, CA: Jossey-Bass.

Lazarus, A. A. (1995). *Praxis der multimodalen Therapie*. Tübingen: dgvt-Verlag.

McGinn, L. K. & Young, J. E. (1996). Schema-focused therapy. In P. M. Salkovskis (Ed.), *Frontiers of cognitive therapy* (pp. 182–207). New York: Guilford.

McGinn, L. K., Young, J. E. & Sanderson, W. C. (1995). When and how to do longer-term therapy without feeling guilty. *Cognitive and Behavioral Practice, 2* (1), 187–212.

Schmidt, N. B., Joiner, T. E., Young, J. E. & Teich, M. (1995). The Schema Questionnaire: investigation of psychometric properties and the hierarchical structure of a measure of maladaptive schemas. *Cognitive Therapy and Research, 19* (3), 295–321.

Stein, D. J. & Young, J. E. (1993). *Cognitive science and clinical disorders.* San Diego, CA: Academic Press.

Young, J. E. (Speaker). (1998). *Challenging cases: innovations in brief cognitive-behavioral therapy* (Audiotape set from New England Educational Institute, Cape Cod Summer Symposia). Yarmouth, MA: Coastal Audio/Visuals.

Young, J. E., Beck, A. T. & Weinberger, A. (1993). Depression. In D. H. Barlow (Ed.), *Clinical handbook of psychological disorders* (2nd ed., pp. 240–277). New York: Guilford.

Young, J. E. & First, M. (1996). *Schema mode listing.* (Available from the Cognitive Therapy Center of New York, 120 East 56th Street, Suite 530, New York, NY 10022.)

Young, J. E. & Flanagan, C. (1998). Schema-focused therapy for narcissistic patients. In E. Ronningstam (Ed.), *Disorders of narcissism: diagnostic, clinical, and empirical implications* (pp. 239–268). Washington, DC: American Psychiatric Press.

Young, J. E. & Gluhoski, V. L. (1996). Schema-focused diagnosis for personality disorders. In F. W. Kaslow (Ed.), *Handbook of relational diagnosis and dysfunctional family patterns* (pp. 300–321). New York: Wiley.

Young, J. E. & Gluhoski, V. L. (1997). A schema-focused perspective on satisfaction in close relationships. In R. J. Sternberg & M. Hojjat (Eds.), *Satisfaction in close relationships* (pp. 356–381). New York: Guilford.